マクロビをしている人はなぜ不健康そうに見えるのか

正しい玄米食、危ない玄米食

医療法人社団森愛会
鶴見クリニック 理事長
鶴見隆史

はじめに

私はかなり昔（１９６０年代）から「マクロビオティック」という会の存在は知っていました。そこの会報誌や書物から玄米食の良さをよく目にしていました。しかし、その頃は玄米食を自分自身で実行しようとは思いませんでした。なんとなく抵抗があったからです。

１９８０年代の半ばにいわゆる「マクロビ」を広めている人たちと出会いました。いろいろと交流するなかで不思議な感覚に襲われました。紹介されたマクロビ一辺倒の人たちや幹部の一部の人が、体を悪くしていたからです。

ある人は40代の若さで、あるがんで闘病を続けていました。病気でない人でも顔は黒っぽく、決して健康そうには見えませんでした。

「みんな玄米菜食をやっているのですよ。だからこんなに健康」と、マクロビ一辺倒の女性は私に言ってくれましたが、健康そうには見えませんでした。

この頃思い切って「玄米菜食の食事」を自分自身でやってみようと思い、開始しました。しかし3か月で挫折しました。下痢と腰痛と肩こりがひどくなり、体調が悪化したからです。体を丈夫にする目的で始めた玄米食なのに、かえって悪くなったから不思議でした。思えばマクロビ関係の人たちは「病人もいたし、健康そうには思えないなあ」と思ったりもしました。

１９９０年代にエドワード・ハウエル博士の「酵素」の真実の情報を知ったとき、玄米菜食の「菜食」のやり方が「加熱菜食」であり、酵素なしの食事が悪いと気づきました。ただ、そのときは玄米食の「炊き方」に問題があるのだとは少しも思いませんでした。

２０１０年頃、夜中に私のもとに啓示のようにメッセージが入りました。「玄米の炊き方が悪い」というような、声というか響きが私に入ってきたのです。そこで私は玄米菜食の加熱菜食が悪いだけでなく、玄米食自体にも問題があることを思いました。

当時、自然食を求める人がずいぶんと仲間になりましたが、玄米食をしている人はほとんどおらず、みんな白米プラス雑穀を主食にしていました。

ある女性に聞いてみると「どうしても玄米飯は私はダメなのよ。どんな炊き方をしても下痢っぽくなってしまうのです」と言っていました。

考えてみると、日本で玄米食を主食にしている人はほとんどいないことに気づきました。いくら脚気の原因が白米だといったところで、マクロビをやっている人たちが玄米ご飯を推薦したところで、玄米ご飯は国民に根付かなかったのは、不思議と言えば不思議でした。

「白米が悪いなら、じゃあなぜ玄米ご飯にならないのだろう」と。


私は玄米の何かが悪いからと思いました。

その何が悪いのだろうと調べていき、まずわかったのは、「玄米」は「種」だったということです。

「種は『酵素阻害剤』であり、生の種など直に食べようものならすぐ膵臓がんか何らかのがんになる」ということは、酵素学を勉強してきて知ったことでした。

玄米も種です。

種のもつ超有害物質の「酵素阻害剤」の存在が悪いからだということがわかりました。

玄米をすぐ炊いても「酵素阻害剤」の毒性がまだまだ残っているのでした。だからそのような玄米ご飯を食べれば、下痢どころではないのです。早晩、病気になってしまいます。

私はそこで、玄米のもつ良さだけを取り出し、酵素阻害剤をしっかりと解除することができて、マイナス面のまったくない玄米ご飯の炊き方がないかを模索しました。そしてやっと「これだ!」と思われる理想の炊き方を見つけました（本文で詳述）。

この方法での玄米ご飯の美味いこと美味いこと。それだけでなく、下痢もしなかったし、体調も悪くならなかったのです。

そこで普通の玄米ご飯の食べられない女性に教えました。彼女は私の言う炊き方（鶴見式玄米ご飯）で炊き、食べてみることになりました。すると驚きの結果が報告されました。

「生まれて初めて、玄米ご飯で下痢をしませんでした」と。

その後、この人が玄米食になった否かは知りません。しかし、やっと理想の玄米の炊き方が理論的にもわかってきたので、私は小躍りして喜びました。

なんとか本にしたいと思っていたら、第二の啓示が降りてきました。

「上手に炊いたら、副食には必ず生野菜をつけろ」

「発芽毒も解除しろ」

というものでした。

それは神の声のように届きました。

やはり以前から私が思っていたとおりでした。

「理想の玄米ご飯＋生野菜サラダ＋フルーツ＋納豆＋漬物、酢の物」は、ある意味で理想の食事のように思えました。生の存在はやはり極めて大きかったのです。

しかし、もう一つ、理想の主食はありました。

「なにも、玄米食でなくても良い」

ということでした。

つまり、「白米＋良いおかず（生食中心の）」でも良いと出たのです。

私はここまで知ったうえでやっと筆をとったのです。

そしてできあがったのが今回の本です。


さて、玄米食の炊き方にこだわっている人は世の中にはそれこそたくさんいらっしゃると思います。それぞれ「一家言」をお持ちになっている方ばかりでしょう。

でもどれだけ「一家言」をもっていても、酵素阻害剤を解除せずして「良い玄米ご飯」とは決して言えないと思います。

酵素阻害剤を解除せずして炊くということはやはりとても危険だと思います。玄米を食べてもちっともうまくいかず、かえって調子が悪くなったとよく聞きます。もしそうならば、きっと酵素阻害剤を解除せずして炊いていたのではないでしょうか。

つまり、「正しい玄米食」とするには、長時間浸水（17時間の浸水）し、酵素阻害剤を解除するしかないのです。その長時間浸水の後に水を取り替えなくてはならないこともあります（発芽毒の解除）。また、圧力鍋で炊いては駄目なこと（アクリルアミドの毒が出る）も。

かようなことをせずに炊けば、病気になるほどのものが生じるのです。だから、普通に圧力鍋で炊けば、「危ない玄米食」になります。それゆえ、「正しい玄米食」は、いくつかの絶対にやらなくてはならない必要なことがあったのです。

「危ない玄米食」は、これらを正さないやり方です。今回筆をとった最大の理由は、玄米食といっても、「危ない玄米食」もあるということを知ってもらいたかったこと。一方、健康になる炊き方もあるということを知ってもらいたかったこと。この二点に尽きます。

皆様には、どうか、今までの間違った玄米食でなく、「正しい玄米食」の炊き方で炊いて食べ、健康になってほしいと思います。

２０１７年９月15日

鶴見隆史

3章●〝米〟の民の日本人がなぜ玄米を嫌ったのか？　53

4章●ちょっと待った！　その玄米食は危険です！　71

5章●発芽玄米はなぜ体によいのか？　109

6章●正しい玄米の炊き方とは？　129

7章●酵素と食物繊維で健康は腸からつくる 149

8章● 鶴見式・現代養生訓　197

1章● 〝玄米〟は体に良いが、毒にもなる

日本人はお米を食べなくなった？

まず、みなさんに質問です。

みなさんは、日常的にお米を食べていますか？

ほとんどの人は、この質問に「はい」と答えるのではないでしょうか。

農林水産省の調べによると、1週間の食事を21食（1日3食×7日分）として、そのうちの10．9食は、お米を食べているというデータがあります（平成28年）。

つまり、平均すると、毎日1．5食以上はお米を食べていることになります。

〝1．5食〟という食べ方はないので、別の言い方をしてみましょう。

1週間のうちの4日は朝昼晩の中で米食が2回、3日は米食が1回、という計算になります。いずれにしても、1日に1回以上は、お米のご飯を食べているというわけです。

日本人が〝米離れ〟をしている、と言われるようになって久しいのですが、この数字を見るかぎりでは、まだまだ日本人の食の中心はお米であると言えそうです。

ただし、この調査は、全体を数字的に表したものなので、実態はわかりません。ひょっとすると、まったくお米を食べない人がいるいっぽうで、3食すべてお米を食べる、という人がいるかもしれません。数字からは、そこまで把握できないことをお許しください。

ちなみに、食べるお米の量は、およそ50年前の昭和40年（1965）とくらべると、半分ほどになっています（同・農林水産省調べより）。

当時は、1日5杯食べていたのが、いまでは2．5杯に。1杯は精米60gとして換算していますので、「ご飯5杯はお米2合分」、「ご飯2．5杯はお米1合分」となります。

つまり、現代の日本人は、1日に1合のお米を食べているというわけです。

そして、お米の量が減った代わりに、パンや肉や乳製品など、ほかの食品を食べるようになっています。たとえば、牛乳は週に2本から3本になり、1．5倍に増加。植物油は1年間に3本（1本は1．5ℓ）だったのが、いまでは9本となり、3倍に増えています。

いっぽうで、野菜や魚介類は減っています。野菜は1日300gから250gへと減少、魚介類は1日80gから70gへと減っています。

日本人の食生活は、50年前とくらべても大きく変化していることがわかるでしょう。

そして、のちほど詳しくお話ししますが、こうした食生活の変化とともに、かつてはなかった恐ろしい病気が増えているのです。

私たちの体は食べたものでつくられるわけですから、食べ物が変われば体が変わるのは当然です。そして残念なことに、それは悪いほうに変化してしまっているようなのです。

お米がNGの糖質制限ダイエットは間違いだった

ここ数年「糖質制限ダイエット」なるものが流行しているようです。
その中身はざっと言うと、次のようなものです。

「血糖値を上げる炭水化物や甘いものは控える。
でも、比較的糖質の少ないお肉はどんどん食べてよい」

お肉の好きな方には、まさに夢のような話ですね。〝理想的なダイエット〟と、みなさんが飛びつきたくなるのもわかります。

ですが、はっきり申し上げましょう。この考え方は間違いです。

糖質制限ダイエットが流行してから、私はこんな相談を受けることが多くなりました。

「お肉好きの私にピッタリと、糖質制限ダイエットをはじめました。ご飯をやめて、肉料理をメインにしています。でも少しもやせません。それどころか体調もすぐれないのです」

なんとも可哀そうな話です。

私は、このような人たちに対して、やんわりと、次のような説明をしています。

「あなたがやせないのは、そのダイエット法に問題があるのかもしれません。やせないのは、お肉を食べすぎてカロリーオーバーしているか、運動不足だからです。当たり前の話ですが、摂取したカロリー量に対し、消費するカロリー量が少なければ、やせません。むしろ、太ってしまいます。

そもそも〝糖質制限〟ということ自体が、けっして体にいいものではありません。炭水化物や甘いものを控えれば、たしかに血糖値の上昇は抑えることができます。でも、だからといってお肉ばかり食べていていいのか、と言えば、それは間違いです。大きな問題は、お肉には食物繊維が含まれていないという点です。食物繊維たっぷりの野菜をたくさん食べればまだ救いはあるのですが、お肉だけを大量に食べるような生活をしていると、腸内細菌のバランスが変化してしまいます。腸の中で悪玉菌ばかりが増え、善玉菌が減ってしまうのです。言うまでもなく、これは腸にとって悪い状態です。

食物繊維が少ないと、食べたもののカスが便として排出されず、腸の中に留まります。すると、便秘や下痢といった症状が出ますが、怖いのは、そこから有毒なガスなどが発生し、全身の細胞を蝕んでいくことです。大腸のがんをはじめ、脳梗塞や心筋梗塞など、命にかかわる恐ろしい病気の引き金になってしまうのです」

そもそも、ご飯は人間に欠かせないもの

肉を大量に食べるとお腹の中が腐敗する――。

信じたくないでしょうが、これは事実です。

では、肉もダメ、炭水化物もダメということなら、私たちは、野菜だけを食べればいいのでしょうか。

じつは、それも間違いです。

そもそも「ご飯をやめる」という糖質制限の考え方自体が間違いなのです。

正しく言えば、「糖質を制限する」、つまり〝ご飯や甘いものを食べすぎない〟ということに対しては、私も賛成です。しかし、ご飯は適量であれば、むしろ食べたほうがよい。

たしかに、甘いものについては、その害も多いので、私はオススメしませんが、それでも食べたくなるときがあるでしょう。そんなときは、少量をこっそり食べればよい。

ただし、甘いものでもフルーツは別物で、どんどん食べていい。フルーツには、酵素がたっぷり含まれており、全身の細胞を元気にしてくれるからです。甘いものが食べたいときは、フルーツをたくさん食べればいいのです。

では、ご飯はどうなのでしょうか？

ご飯が「炭水化物」であることは、みなさんもご存じでしょう。

では、炭水化物とは何か？　ざっくり言えば、こうなります。

炭水化物＝糖質＋食物繊維

糖質は、体を動かすエネルギーになります。炭水化物を食べると、糖質は体の中で〝ブドウ糖〟という物質になり、全身の隅々にまで、くまなく送られます。

そして、体の中には、脳や内臓、筋肉、神経や血液など、ブドウ糖だけをエネルギー源にしている器官などがあります。これらにとって、糖質はなくてはならないもの。つまり、炭水化物は、人体にとって、欠かせない栄養素というわけです。

もし食べなかったら、それらの臓器は栄養不足で働けなくなってしまいます。

しかし、それには〝必要な量だけを食べる〟という条件がつきます。食べすぎれば当然、体の中に糖質が残ることになります。すると、どうなるか？

多くの害がありますが、ひとつ挙げるなら、血液が汚れ、ドロドロになります。ドロドロの血液の中では、甘いものが大好きな病原菌が増殖し、全身を蝕んでいくのです。

人間は穀物なしには生きられない体になっている

ここで少し、壮大な歴史の話をしてみます。読み飛ばしてもかまいませんが、知っておくと、自分の体について少し理解が深まると思います。

人間は、太古の時代から、穀物を食べて生活してきました。

穀物とは、でんぷん質を主体とする種子（タネ）のこと。米、小麦、トウモロコシは、今も昔も世界中で食べられ、〝世界三大穀物〟と呼ばれています。

大昔から、インド、中国、日本では、稲作が行なわれ、米を主食にしてきました。また、古代バビロニア、エジプト、ギリシャ、ローマでは、小麦、大麦、黍《きび》などが栽培されてきました。いっぽう、インカ、マヤ、アステカ（南アメリカ）では、主にトウモロコシを食べてきました。

つまり、歴史の授業で習ったような〝古代文明〟の地では、穀物が主食だったのです。言い方を変えれば、穀物があったからこそ文明が成り立った、というわけです。

穀物は、人間の体の構造にも適していました。

まずは、歯です。人間の歯は28本ありますが、その半分以上の16本が臼歯《きゅうし》です。〝臼のの歯〟と書くように、食べ物をすりつぶすようにできています。穀物を噛んで、細かくするのに都合の良い形です。

次は、腸です。人間の腸は長く、消化に時間のかかる穀物を食べるには適していました。草を食べる山羊や羊など、草食動物の腸も長いのですが、それと似ているのです。

さらに、穀物は、人間の生活にとって、都合の良い食べものでした。

まずは、ほかのどの食品よりも、エネルギーが高いこと。

そして、満腹感が得られ、うまみがあって味覚を満足させられること。

精神活動によって脳を酷使する人間には、こうした条件は欠かせなかったのです。

穀物には〝長期間、保存ができる〟という利点もありました。

このようにさまざまな利点があったため、私たちの先祖は穀物を食の中心にしたのです。

ちなみに、代表的な穀物としては、次のようなものがあります。

米、小麦、トウモロコシ、稗、粟、黍、大麦、ハト麦、ソバ、そして豆類やイモ類です。

穀物は、その多く（80～90％）がデンプン質なのですが、これは健康には欠かせないものです。デンプンは胃腸に負担をかけず、ゆっくり消化吸収され、毒素を吸着しながら便となって排泄されます。これにより、コレステロールや飽和脂肪は低く抑えられ、動脈硬化や糖尿病などの予防に役立つのです。

穀物はなぜエネルギーに満ちているのか

世界には、健康かつ長寿の民族がいます。

この民族に共通しているのは、穀物を主食としている点です。

かつて〝日本の長寿村〟として有名になった棡原《ゆずりはら》村（現・山梨県上野原市）もそうでした。

アジアでは、中国のチワン自治区馬邑村をはじめ、パキスタン・イスラム共和国の北西部にあるフンザ、コーカサス地方のグルジア、エクアドル共和国のビルカバンバなどが〝長寿郷〟として有名です。これらの地域では、食事の6〜7割を穀物が占めています。

また、ニューギニアのパプア族などは、食事の96％がイモ類、という極端な食事をしていますが、ひじょうに健康です。

アフリカのバンツー族も、パプア族に近い食事をしていますが、健康で、しかも長生きの民族です。

私は、彼らが健康で長寿なのは〝太陽の恵み〟によるところが大きいと考えています。

穀物はエネルギーの高い食物ですが、それは極めて多くの太陽の恵みを受けているからです。それを体に取り入れることで、私たちは間接的に太陽の恵みを受けています。

ご存じのように、植物は、私たちが排出した二酸化炭素を吸い、水を吸収し、太陽光を浴びながら生きています。このとき植物は、体の中にデンプンやその他の物質をつくって蓄え、そのいっぽうで酸素を放出します。

人間や動物が呼吸できるのは、植物が吐き出してくれた酸素があるからです。

そしてさらに、植物を食べることで、そのエネルギーを体に取り入れます。

穀物は、太陽の恵みを全身に受けた植物の仲間です。その中で、もっとも太陽エネルギーの恩恵を受けていると思われるのが、米です。

日本では、冬が終わり春を迎え、太陽の光が強くなってきた晩春に田植えが始まります。そして稲は陽光を浴びながら、グングン成長していき、いちばん熱い太陽の最盛期には、成長のピークを迎えます。稲の穂先でエネルギーをたっぷり宿した米は重くなり、頭を垂れて、秋の収穫を待ちます。

このように、稲になる米は、太陽の恵みを一身に集めた食べ物だと言えます。このため、体に蓄えたエネルギー量が多く、さらにミネラルやビタミンも豊富です。

いっぽう、小麦は、太陽の光の少ない冬に咲く植物です。それだけ見ても、体に蓄えたエネルギーがどれだけ違うかはおわかりでしょう。

同じ米でも白米と玄米は違う

「お米」と言われて、みなさんはどんなものが思い浮かびますか？

白米でしょうか、玄米でしょうか。あるいは胚芽米でしょうか。

「白米」を想像した人が、多かったはずです。それは、日本人の多くが白米を食べているからです。ある調査によると、日常的に玄米を食べている人は、日本人の約４％。つまり、玄米より白米のほうが圧倒的に多く、日本人にとって「お米」といえば「白米」をさすのです。

「マクロビオティック」という言葉を聞いたことがあるでしょうか。

「穀菜食」による食養生法です。さまざまなバリエーションがありますが、その多くは、主食に玄米、副食には野菜や海藻、豆類というものです。

第二次世界大戦後、桜沢如一《ゆきかず》（１８９３-１９６６）という食用家が〝玄米〟を推奨し、日本人の生活に根付かせようとしました。彼の言葉は多くの支持を得て、「玄米菜食」という言葉が生まれ、じょじょに実践する人が増えていきました。

また、１９６５年（昭和40）に圧力鍋が登場すると、玄米が手軽に炊けるようになり、玄米菜食は、ますます広がりをみせました。

〝健康ブーム〟といわれる昨今でも、やはり、マクロビオティックの実践者は、一定数いるようです。しかし、その数は意外に少ない、というのが私の実感です。

確かな調査ではありませんが、私が把握している限りでは、マクロビオティックの実践者は、日本人の0．1〜0．2％。

つまり、1000人のうちのひとりかふたりです。日本人の総人口は、2017年現在、1億2600万人なので、13万から25万人くらいということになります。

「玄米は体に良い」というのは、もはや世間の〝ジョーシキ〟となっているのに、それを実践する人が少ないのは、なぜなのか？　私には、それが不思議でなりませんでした。

しかし、答えを考えていくうちに、いくつか思い当たることがありました。

ひとつは、やっぱり白米のほうが、やわらかくておいしいこと。

もうひとつは、玄米には害があることです。

玄米はすぐれた健康食ですが、じつは食べ方を間違うと、大きな害が生じます。

そして多くの人はそれを知らず、間違った玄米の食べ方をし、体に不調をきたしているのです。いくら体に良いと言われる玄米を食べても、調子がよくなるどころか、悪くなる。

このため、玄米を食べはじめても、そのうちにやめてしまう——。これが玄米食がいまいち普及しない原因だと、私は確信しています。

玄米は体に良いが毒にもなる

玄米には毒がある――。この事実を、多くの人は知らないし、信じようとしません。

日本人には〝玄米信仰〟なるものがあるからです。

当たり前の話ですが、人間の体は食べたものでできています。

だから、体に悪いものを食べたら、お腹を壊したり、吐き出したりします。

また、食べすぎたら太ります。

栄養のバランスがよければ、体はいきいきと働きます。逆に、不足する栄養素があったり、偏って多いものがあれば病気になります。

こうしたことから、日本では古くから「食べ物によって健康になる」という考え方がありました。〝食養生〟というものです。

いまでも日本人には、その考えが受け継がれているようです。情報番組で「トマトが体にいい」と聞けば、すぐに全国のスーパーでトマトが売り切れます。こういった現象が起きるのは、〝食養生〟の考え方が、私たちに浸透しているからでしょう。

そんな中で「玄米と菜食」を中心とした食生活は、日本人に長く支持されてきました。

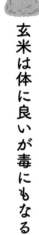

とくに明治生まれの研究家で、昭和初期に活躍した東京大学教授の二木謙三《ふたきけんぞう》博士（1873-1966）は、玄米を勧め、それは「完全にして正しき食物」だと述べています。二木教授は、玄米がいかに体によい食物であるかを、「玄米二十徳」として、次ページのようにまとめています。

二木教授は、生まれながらの虚弱体質で、さまざまな病気を抱え、精神的な病にも悩まされながら成長したそうです。

そして20歳のとき、徴兵検査で虚弱と病弱な体を指摘され、"麦飯"を食べるようになり、体力と健康を取り戻していきます。これが転機となり、博士は「何を食べたらよく、何を食べたら悪いのか」を、自分の身をもって研究するようになっていきます。

「二木式健康法」を提唱したのは、博士が48歳のとき、1921年のことです。

それは、玄米菜食の少食を勧め、腹式呼吸法なども取り入れた健康法でした。

自ら試した、1日1食、玄米、塩・油なし、野菜は火を使わないという食生活をもとに、つくりあげたのです。

動物の肉は摂らず、野菜は火を使ってもせいぜい2分。それでも健康を保てるのは「玄米は完全な栄養食で、たとえ少食でも、必要な栄養を補うことができるから」と主張。そして「動物の肉は不要」としたのです。

二木博士が唱えた「玄米二十徳」

二木謙三博士は玄米のすばらしさを「玄米二十徳」というものにまとめました。
ここでは、それを引用させていただきます。

玄米二十徳

1　たんぱく質が白米より20％多い。
2　脂肪に富んでいる。
3　炭水化物は少しも劣らない。
4　無機質が多い。
5　ビタミンに富んでいる。とくにBが多い。
6　ジアスターゼがある。糠《ぬか》層に多く、消化を助ける。
7　繊維質皮質が多い。便通をよくする。
8　完全食である。白米で鶏を養えば死ぬ。

9　玄米は生きている。白米は搗《つ》かれたときから死んでいる。
10　玄米は変質しない。果実でも皮を剥いておくと直ちに黴菌が付くのと同じ。
11　味がよい。玄米は舌にのせたときは甘くないが、噛んでいるうちに甘味やたんぱく質の味や脂肪の味など、なんともいえぬ味が生まれてくる。
12　咀嚼《そしゃく》のよい習慣がつく。
13　食料が自然に減じてくる。
14　玄米にすれば1日2食にすることが自然にできる。
15　玄米は炊事が楽である。硬かったら2度炊きでき、炊き損ねがない。
16　副食物は簡単なものだけ玄米に適する。複雑な味のものにすると玄米の味が消えてしまう。
17　嗜好が簡単になる。美食を忌むようになる。
18　玄米は小児でも病人でも婦人でも適用が自由で広い。
19　健康度が増す。抵抗力がつき寿命が延びる。
20　経済が楽になる。

（『医師たちが認めた「玄米」のエビデンス』渡邊昌・監修／キラジェンヌ・発行）

なぜ、玄米などの自然食がよいのか

この項では玄米の長所だけを書いてみます（短所は後に記します）。

二木博士は、玄米の効果は栄養面だけではないと言っています。玄米食によって、よく噛む習慣がつき、自然と食べる量が減り、美食を嫌うようになると指摘しています。つまり、生活習慣や嗜好の面でも好影響をもたらすのです。

さらに、経済が楽になるとも言っています。

まさに、玄米は〝完全な食材〟と言うことなのでしょう。

私も、こうした二木博士の考え方には〝おおむね〟賛成です。

二木博士は、自然食を推奨する研究者たちの流れを受け、独自の食養生法をつくり上げた人ですが、その根底には、次のような考え方が流れています。

ここで簡単にそれを説明しておきたいと思います。

・一物全体食（ホール・フード）
皮などを剥かず、全体を〝まるごと〟食べることによって、真に栄養が摂れる。

・身土不二《しんどふじ》

いまでは「地産地消」という言葉もありますね。その土地のものを食べること、そして旬のものを食べること。

・食物が健康の基礎

人間は食べたものからできており、それによって健康にも病気にもなる。だから、体によいものを食べる。

・穀物と野菜中心の食生活

動物の肉は不要で、穀物と野菜だけでも十分に栄養が摂れる。

・少食の励行

朝食は食べないか、あるいは少なくし、1日2食にする。

・陰陽の調和

食物には、それぞれ栄養素がありますが、それをバランスよく摂る。

日本に古くから伝わる食養生法では、食べ物はすべて「陰と陽」に分類します。西洋的な考え方では「酸性食品とアルカリ性食品」に分類し、ふたつの食品を組み合わせることで欠点を補い、バランスよく中和され、体によい効果がもたらされるとしていますが、東洋ではそれを「陰と陽」で表し、もっと大局的な観点から健康を捉えます。

玄米は毒を持っている

前項でお話ししたような考え方には、賛同できる点もありますが、それは〝手放しで賛成〟というわけではありません。どう考えても、よくないところがあるからです。

たとえば、玄米を食べることは、私も賛成です。

栄養価の面でも、玄米が圧倒的にすぐれていることも、その通りです。

左ページに「穀物の栄養成分の比較表」を示しましたが、白米より玄米のほうがすぐれていることは一目瞭然。さらに玄米には、白米より〝太りにくい〟という利点もあります。

つまり、玄米はよいことだらけで〝完全な食材〟と二木先生が言ったのもわかります。

しかし、じつは重大な欠点があることを見逃しています。

それは、玄米がもつ毒性です。じつは、玄米は毒を持っているのです。

その毒は、除去できるのですが、多くの人はそれを知らず、玄米を毒ごと食べています。

すると、どうなるか？

人間の細胞は、じょじょに働きが鈍ってきます。内臓もよくない状態になります。

すると、何らかの病気になります。そして、死が迫ってくるのです。

日本食品標準成分表（可食部100g中）

穀物名／栄養成分		米（玄米）	米（五分撞米）	米（七分撞米）	米（白米）	国産小麦（玄穀）	小麦粉（薄力粉）	粟（精白粒）	大麦（米粒麦）	黍《きび》（精白粒）	トウモロコシ（玄穀）	稗《ひえ》（精白粒）	ライ麦（全粒粉）
エネルギー	（kcal）	353	353	356	358	337	367	367	343	363	350	366	334
水分	（g）	14.9	15.5	15.5	14.9	12.5	14.0	13.3	14.0	13.8	14.5	12.9	12.5
たんぱく質	（g）	6.8	7.1	6.9	6.1	10.6	8.3	11.2	7.0	11.3	8.6	9.4	12.7
脂肪	（g）	2.7	2.0	1.7	0.9	3.1	1.5	4.4	2.1	3.3	5.0	3.3	2.7
炭水化物	糖質（g）	78.4	73.9	74.7	83.1	72.2	80.3	69.6	68.8	71.5	70.6	77.9	61.2
	繊維総量（g）	3.0	0.6	0.4	0.5	10.8	2.5	3.3	8.7	1.6	9.0	4.3	13.3
灰分	（g）	1.2	0.9	0.8	0.4	1.6	0.4	1.4	0.7	0.7	1.3	1.3	1.4
無機質	カルシウム（mg）	9	8	7	5	26	20	14	17	9	75	7	31
	リン（mg）	290	220	190	95	350	60	280	140	160	270	280	290
	鉄（mg）	2.1	0.8	0.7	0.8	3.2	0.5	4.8	1.2	2.1	1.9	1.6	3.5
	ナトリウム（g）	1	2	2	1	2		1	2	2	3	6	1
	カリウム（mg）	230	170	140	89	470	160	300	170	200	290	240	400
ビタミン	B1（mg）	0.41	0.39	0.32	0.08	0.41	0.11	0.56	0.19	0.34	0.30	0.25	0.47
	B2（mg）	0.04	0.05	0.04	0.02	0.09	0.03	0.07	0.05	0.09	0.10	0.02	0.20
	ナイアシン（mg）	6.3	3.5	2.4	1.2	6.3	0.6	2.9	2.3	3.7	2.0	0.4	1.7

白米・玄米・発芽米の比較

	特性	長所	短所
白米	食べやすさを重視	独自の甘みがある クセがない 調理しやすい	ビタミンが不足しやすい ミネラルが不足しやすい 食物繊維が不足しやすい
玄米	栄養価を重視	ビタミン、ミネラルが豊富 たんぱく、食物繊維が豊富 噛むことで脳に刺激	においがする ボソボソし硬くて噛みにくい 普通に炊くことが難しい きわめて消化が悪い ＡＢＡという毒をもつ フィチン酸によりミネラルの吸収が悪い
発芽玄米	食べやすさと栄養価を重視	柔らかく消化しやすい 玄米より栄養価が高まる 独自の甘みがでる 炊飯器で白米と同時に炊ける 発芽により新たな栄養成分が生まれる ＡＢＡは消えている フィチン酸の欠点は解除している	

2章●玄米はなぜ体によいか、白米と何が違うか？

玄米は白米と、どこがどう違うのか？

栄養的に見て、玄米のほうが白米よりすぐれていることは、前章で話した通りです。同じお米なのに、玄米と白米では、どこがどう違うのでしょうか？

まずは、お米の構造を説明しながら、玄米と白米の違いを説明していきましょう。

田んぼに、稲穂が実っている様子を見たことはありますね。

穂の部分には薄茶色の殻が連なり、重そうに頭を下に向けています。当たり前ですが、お米は、この薄茶色の殻の中に、ひとつずつ入っています。

この薄茶色の殻は「籾殻《もみ》」といい、秋に稲を収穫すると、脱穀機で取り除きます。そしてその中から出てくるのが「玄米」です。籾殻と同じような薄茶色をしていますね。

39ページに、玄米の断面図を図示しました。

中心にあるのが「胚乳」で、私たちが食べる「白米」と呼ばれる部分です。

胚乳の端には「胚芽」があり、この部分が〝芽〟となって成長していきます。「胚芽米」と呼ばれるお米は、白米（胚乳）に胚芽がくっついたままのものです。

白米をよく見ると、先端が少し欠けたように見えますが、これは胚芽の取れた跡です。

胚芽は小さいのですが、成長して稲になっていく部分ですから、そこにはビタミン(とくにB群)やミネラルなどの栄養素が詰まっています。

そして、胚乳や胚芽を覆うように包んでいるのが「糠《ぬか》」です。

糠は薄い皮のようなものですが、じつは3層になっています。

いちばん内側にあり胚乳(白米)をくるりと覆っているのが「糊粉層」、その外側が「種皮」、さらにその外側が「果皮」です。

3層ですが、薄いので、見た目ではその境界はわかりません。バナナの皮をイメージしてもらうとわかりやすいのですが、皮の外側は黄色く、内側は白くなっていますね。これはバナナの皮も層を成しているからで、玄米の「糠」もこれと同じようなものです。

糠の3層には、それぞれ役割があります。

「果皮」は、もっとも外側にあり、外からの異物や刺激を防いでくれます。

「種皮」は、内側(胚乳)の水分が蒸発するのを防いでくれます。

「糊粉層」は、脂質やたんぱく質、デンプンを含んでいます。つまり、栄養がたっぷり詰まっています。

ちなみに、稲穂に実った籾は「籾米」または「稲籾」と呼ばれ、翌年の米栽培に使われます。

その意味では、お米は〝実〟であるのと同時に〝種〟でもあるのです。

玄米と白米の栄養はどれだけ違う

玄米と白米の違いは、前ページの説明でおわかりいただけたでしょう。言うなれば〝糠《ぬか》があるか、ないか〟の違いというわけです。

糠や胚芽をつけたままなのが「玄米」、糠や胚芽を取り除いたものが「白米」です。

33ページで、玄米と白米の「栄養成分の比較一覧」を紹介しましたが、ごくごく薄い玄米の糠と小さな胚芽の部分に、それだけの栄養素が含まれているというわけです。

ここでは、それをもう少し、わかりやすくお伝えしていきます。

まずは、玄米の栄養素から見ていきましょう。

もっとも多いのは糖質です。

以下、含有量の多い順に、水分、たんぱく質、脂肪、灰分、繊維となっています。

さらに、玄米に含まれる栄養成分と、白米をくらべた図も用意しました。

グラフ外側の太いラインが玄米の栄養で、それぞれの成分に対しての白米の割合を示しました。玄米の栄養の高さは一目瞭然です。ほとんどの成分で、圧倒的に玄米のほうが高い数値を示しています。とくに、ビタミン群や食物繊維などは顕著です。

玄米の断面図

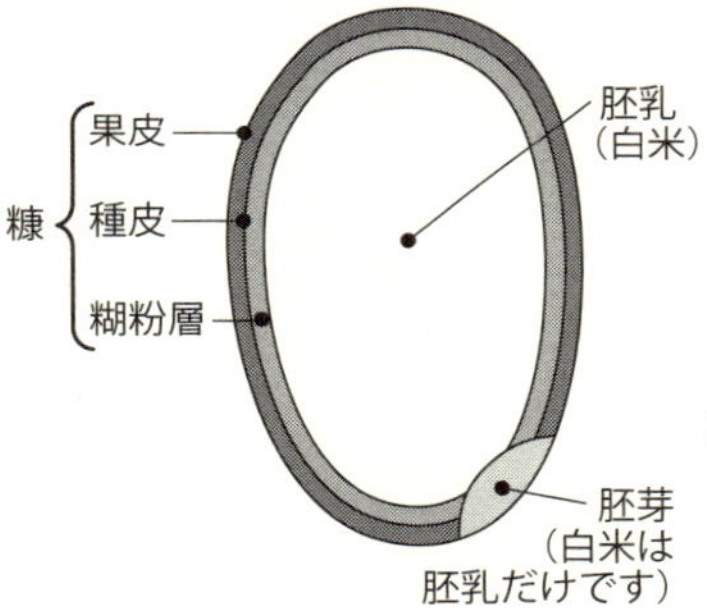

玄米の構造図

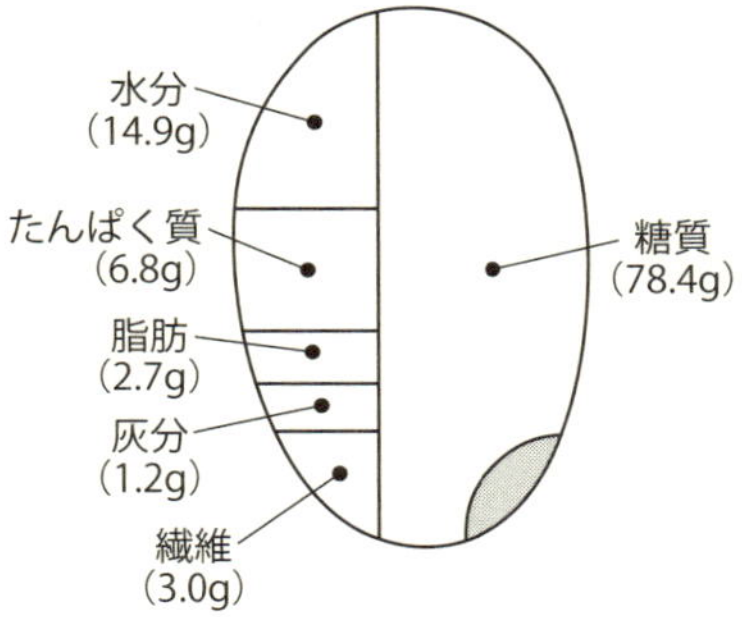

玄米と白米の栄養比較

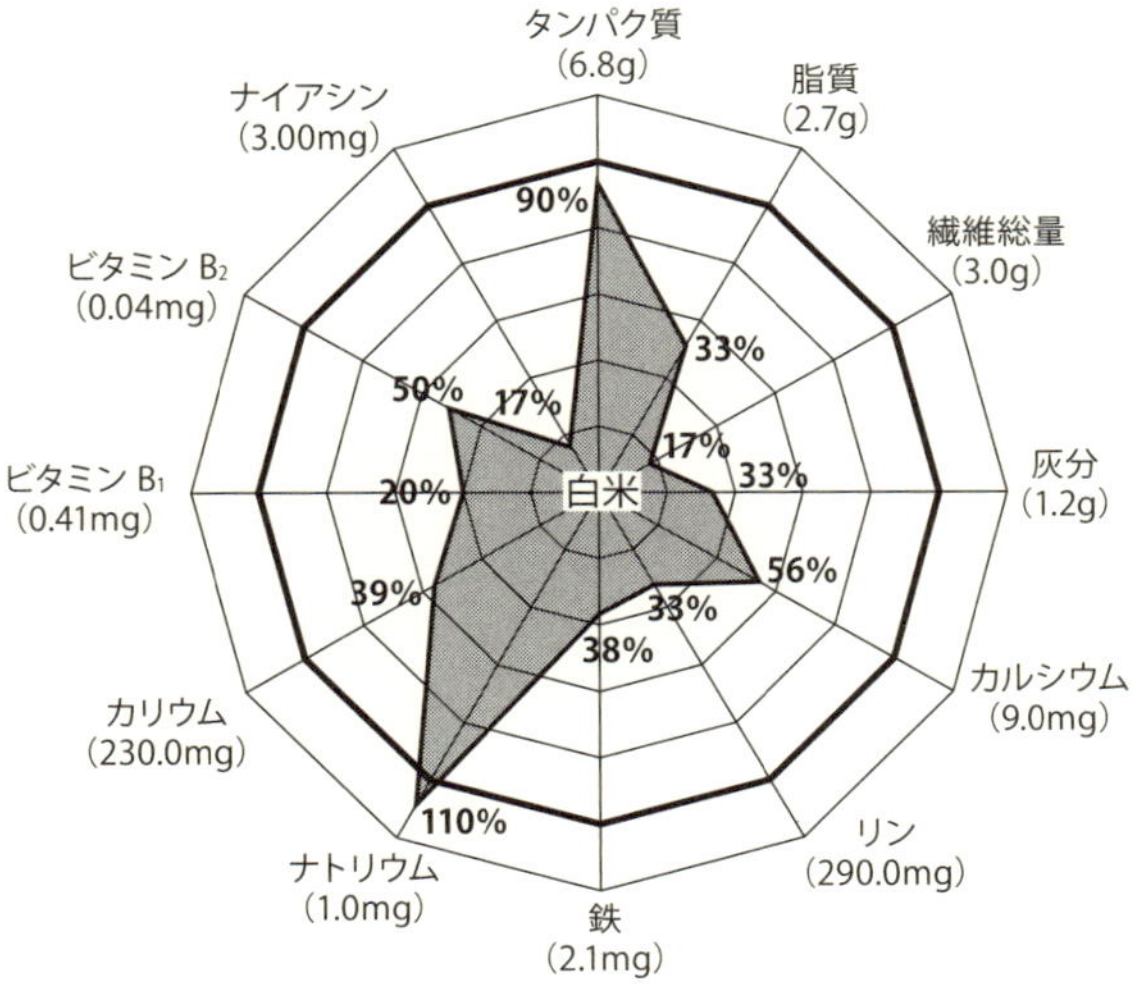

玄米は生きていて、白米は死んでいる

夏の暑い日に、白米を水に浸しっぱなしにしたら、どうなるでしょう?

答えは明白。短時間のうちに腐ってしまいますね。

では、玄米はどうか?

腐らないどころか、1日か2日すると、芽が出てきます。

この違いは、何を示しているのでしょうか。

それは、生きているか、死んでいるかの違いです。

白米はすでに死んでいて、生命力が失われているのに対し、玄米は生きつづけているわけです。あたかも死んでいるように見える玄米ですが、生命力を秘めているのです。

「成長するための力と栄養を内に秘めて、芽を出す機会をうかがっている」という言い方のほうが、しっくりくるかもしれません。

糠《ぬか》と胚芽の部分に、栄養素は濃縮されています。

生きているお米、死んだお米。どちらにパワーがあるかは明らかです。玄米と白米の栄養価がなぜこんなに違うのか、このことからもおわかりいただけるでしょう。

玄米は太りにくいが、白米は太りやすい

玄米とくらべて白米のほうが唯一、成分で勝っているのが糖質です。

ここで「白米のほうが糖質が多いから太りやすい」と思った人は、早とちりというもの。

ここには「血糖値」という体内の複雑な〝事情〟が絡んでいます。

お米やパンなどの炭水化物には「単純炭水化物」と「複合炭水化物」の2種類があります。

そして、血糖値を急上昇させる原因になるのは、主に「単純炭水化物」のほうです。

単純炭水化物の代表としては、白米、食パンなど、つまり精製されたものです。

いっぽう、玄米や胚芽米は精製されておらず「複合炭水化物」の代表です。

複合炭水化物は体内にゆっくり吸収されます。エネルギーとして使われなかった分は筋肉を動かすグリコーゲンとして貯蔵されるので、脂肪になりにくいという特徴があります。

このほかにも、食物繊維が多いなどの理由もあるのですが、それは後述します。いずれにしても、こうした体内の事情により、複合炭水化物の玄米は太りにくいと言えるのです。

糖質制限を叫んでいる人たちがいますが、彼らはこの単純炭水化物のことばかりを取り上げていて、複合炭水化物の良さをちっとも知っていません。

玄米にはビタミン、ミネラルが多い

玄米には、ビタミンやミネラルが多い、ということは、成分表を見ればおわかりいただけるでしょう（成分表に「無機質」と記されたのがミネラルです）。

ところで、ビタミンやミネラルとは何でしょうか？

「レモンにはビタミンCが豊富」とか、「麦茶にはミネラルが入っている」などの断片知識は知っていても、それが何で、体にどんな働きをするのかは、案外知らない人が多いのではないでしょうか。

玄米の話とは少しそれてしまいますが、ここでは栄養素の話をしてみます。ご存じの方は、読み飛ばしていただいてかまいません。

「3大栄養素」という言葉を聞いたことがあるでしょう。人間が生きていくうえで、欠かすことのできない栄養素です。

ちなみに、栄養素とは、食品に含まれている成分のことで、それが体の中でどんな働きをするかによって、いくつかの〝カテゴリー〟に分類されています。

3大栄養素は、「糖質」「たんぱく質」「脂質」の3つを指します。

「糖質」は、体を動かすエネルギー源となります。熱や力のもとになるものです。たとえるなら、自動車を動かすガソリンのようなものです。

糖質は「炭水化物」と言い換えることもできます。お米やパンには、糖質が多く含まれており、私たちはそれを食べることで、体を動かすことができるわけです。

ちなみに、脳や腎臓、神経系にとっては、糖質が唯一のエネルギー源。お腹が空くと頭が働かなくなったり、勉強していると甘いものが食べたくなるのは、このためです。

「たんぱく質」は、体をつくる材料になります。筋肉、内臓、皮膚、血液、さらには髪や爪など、体のあらゆる組織のもとになるものです。

また、体を正常に保つための〝調整役〟としても欠かせないものです。異物に対する免疫や、脳と体の部位をつなぐ神経伝達物質にも、たんぱく質が使われています。

「脂質」は、体を動かすエネルギー源として利用されます。糖質と同じような働きですが、脂質は主に熱となります。

このほか、体内には100兆個の細胞がありますが、その細胞の外壁となる細胞膜の材料としても使われます。

ビタミンやミネラルは代謝に欠かせない

栄養素は食物の中に含まれている成分ですが、それは最初から〝栄養素〟として存在しているわけではありません。

食物が体の中に入り、胃や腸で消化されていくうちに、栄養素としてカタチを変えていくのです。

このように「ある物質が、違うものに転換されること」を〝代謝〟と言います。みなさんもこの言葉を聞いたことがあるでしょう。

代謝の「代」は代わること。「謝」にも入れかわる、という意味があります。同じような意味をもつ「代」と「謝」という文字を二つ重ねたものが〝代謝〟なのです。

さて、食物に含まれる成分が、栄養素となり、さらにエネルギーや細胞となっていくには〝代謝〟という働きが必要です。

そして、体の中で、さまざまな代謝にかかわったり、ほかの栄養素の働きを助けたりする栄養素が、ビタミンやミネラルです。

つまり「3大栄養素」は、ビタミンやミネラルがなければ、エネルギーや細胞になれず、うまく働くこともできません。

その意味では、ビタミンやミネラルも、人体には欠かせない栄養素というわけで、「5大栄養素」と呼ばれています。

ビタミンやミネラルは「3大栄養素」とくらべ、少しの量でも力を発揮するという効率のよい栄養素です。それぞれの役割は、次のとおりです。

「ビタミン」は、ほかの栄養素の働きを助けます。ビタミンB1やB2など、13種類あります。たとえば、玄米に含まれるビタミンB1は炭水化物を分解したり、細胞が疲労から回復するのを助けたりします。ビタミンB2は、脂質を分解したり、皮膚や髪の毛の一部になったりします。

「ミネラル」は、体の一部になったり、細胞の働きを助け、体を整える役割をします。「無機質」と呼ばれることもあり、ミネラルのうち、カルシウムや鉄など、16種類の成分が、体には必要とされています。カルシウムは、骨や歯の材料となったり、ストレスを緩和したりします。牛乳に含まれることがよく知られていますが、じつは玄米にも多く含まれています。

玄米には食物繊維が豊富だが、白米には少ない

玄米と白米の違いを語る上では〝第6の栄養素〟と言われる「食物繊維」も重要です。食物繊維は、きのこや野菜、海藻などに多く含まれることは、よく知られています。玄米にも多く含まれています。ところが、白米にすると、食物繊維は大幅に減少します。

食物繊維は、5大栄養素などとは違い、人間の体内では消化吸収することができません。つまり、体内に取り込まれて細胞やエネルギーになったりすることのない成分です。ですから、厳密に言うと〝栄養素〟とは呼べません。

〝ゴミ〟として、外に排泄されていく物質です。

しかし、ただのゴミではありません。腸内に溜まった余分なものを吸着して、便として外に排出したり、腸内環境を整えたりしてくれる〝ありがたいゴミ〟なのです。

さらにありがたいのは、血中コレステロールの急激な上昇も抑えてくれることです。

このようにありがたい食物繊維は、じつは現代人には圧倒的に不足しています。

健康な生活をおくるための食物繊維の目標摂取量は1日20～25gと言われますが、日本人の摂取量は年々減りつづけ、1951年にはおよそ23gだったものが、2015年には

14・5gにまで減少しています。（厚生労働省・平成27年度「国民健康・栄養調査」より）

1970年代の話ですが、当時、さまざまな病気が増加したアメリカでは、それが食物によるものではないかと疑い、国を挙げての本格的な調査を始めました。その調査結果は、上院議員栄養問題特別委員会によって1977年に発表されました。この委員会の中心は、上院議員のマクガバン氏だったため、それは「マクガバン報告」と呼ばれています。

この中で、イギリスのトロウェル博士は、食物繊維に言及した報告を提出しています。それによると、アフリカのウガンダの人は大腸がんが少なく、スコットランド人は大腸がんが極めて多いとし、その理由は食物繊維の摂取量に関係していると書かれています。

ウガンダの人が1日36～45gの食物繊維を摂るいっぽうで、スコットランド人は1日9gしか摂っていないことがわかりました。

また、食物繊維の多い食物を摂っている人ほど、大便《うんこ》の量が多く、食物の腸内通過時間が短いこともわかってきました。

つまり、アフリカ人は食物繊維を多く食べるため、1日の大便量がとても多く、そのおかげで病気が少ないこと。いっぽう、イギリス人や北アメリカ人、オーストラリア人は食物繊維をあまり摂らないため、1日の大便量が少なく、そのため病気が多くなることがわかったのです。

硬い玄米と軟らかい白米が生む違い

玄米を食べたことがある人はよく知っていると思いますが、白米との違いは、その食感にもあります。

・白米……ふっくら、柔らかい、甘みがある
・玄米……ぼそぼそ、硬い（芯がある感じ）、独特の臭いがある

食べくらべてみると、多くの人がこんな感想をもつのではないでしょうか。

このほかにも、「白米はおかずと共にばくばく食べられるが、玄米はよく噛まないと飲み込めない」といった声も聞こえます。

じつは、その〝よく噛む〟という行為が、健康にはとてもよいのです。

子供の頃、親御さんから「よく噛んで食べなさい」と言われて育った人は多いでしょう。

では、なぜよく噛むといいのか？

日本咀嚼《そしゃく》学会がその健康効果を「卑弥呼の歯がいーぜ」という標語にしています。とて

もうまい表現なので、ここでぜひ、紹介させていただきたいと思います。学校給食などで、この標語を使っているところもあるようです。

「卑弥呼の歯がいーぜ」

ひ…肥満の防止(よく噛み、ゆっくり食べると満腹中枢が刺激され、食べすぎを防げます)
み…味覚の発達(よく噛むと、食物のもつ味とおいしさがわかり、味覚も発達します)
こ…言葉の発音(顎の筋肉などが発達し、言葉もはっきりしゃべれるようになります)
の…脳の発達(よく噛むと、脳への刺激があり、血流もよくなり、脳細胞が活性化します)
は…歯の病気を予防(よく噛むと、唾液の分泌がよくなり、虫歯や歯周病を防ぎます)
が…がんの予防(唾液に含まれる酵素にはがんを抑える働きがあります)
い…胃腸を快調に(よく噛むと、食物は砕かれ、胃腸の負担が減り、消化吸収力がアップ)
ぜ…全身の体力向上(食べること=噛むことは生命の基本。元気につながります)

このほか、最近話題の誤嚥性《ごえんせい》肺炎なども、噛むことによって予防することができます。これは食べたものが食道でなく気管に入ることで起こる肺炎ですが、よく噛むことで顎や喉の筋肉が鍛えられ、飲み込むときの筋肉の動きがスムーズになります。

玄米食の宮沢賢治はなぜ早死にしたのか

ここまで「5大栄養素」である、糖質、たんぱく質、脂質、ビタミン、ミネラルと食物繊維の話をしてきました。

どれも、人間の体をつくり、活動する上では、欠かせない栄養素であることはおわかりいただけたでしょう。

そして、玄米と白米をくらべたとき、糖質をのぞく5つの栄養素が、どれも玄米のほうが高い数値を示しているのです。

つまり、白米にするために削り取った〝糠《ぬか》〟の部分にこそ、こうした栄養素が含まれているということになります。

〝糠〟の部分とは、3層の〝糠層〟と、芽として成長する〝胚芽〟ですが、この2つで玄米全体の8％ほどになります（糠層は5〜6％、胚芽は2〜3％）。

ところが私たちは、この栄養豊富な糠の部分をわざわざ捨ててしまっているのです。じつにもったいないことです。

では、なぜ、日本人は、栄養価の高い玄米ではなく、白米を食べるようになったのでしょうか？

やはり、白米のほうがおいしいからでしょうか。

これについては次章でお話ししますが、私が確信しているのは「おいしいか、まずいか」という理由ではない、ということです。

わざわざ糠を取り除いて玄米から白米にしたのは、「玄米を食べてはいけない」理由があったからなのです。もっと言えば、玄米には有害性があり、それに気づいたからなのです。

有名な宮沢賢治の『雨ニモマケズ』に、こんな一節があるのはご存じでしょう。

一日ニ玄米四合ト
味噌ト少シノ野菜ヲタベ

米1合は約150gなので、4合は600gになります。

米1合を炊くと約2.3倍程度の重さになるので、1380g。

コンビニで売っているおにぎりのご飯の量が90～100gくらいですから、13個から15

個のおにぎりを食べていたことになります。

エネルギー量的には、100g当たり166kcalなので、1380gでは2290kcalと、まずまずの栄養価になります。

これに味噌と少しの野菜を食べれば、栄養バランス的にはすぐれていたのでしょう。

でも、宮沢賢治は37歳の若さで死んでしまいました。死因は急性肺炎だったと伝えられています。

もちろん、若くして死んだ原因はさまざまにあるでしょう。貧しさゆえの苦悩もあり、その生真面目さが災いしたのかもしれません。しかし、私はやはり〝玄米を食べすぎた〟のではないか、と思うのです。

もちろん、栄養価が高く〝完全栄養食〟とまで言われる玄米を食べることは、私も悪いとは思いません。むしろ玄米食は、私も推奨しています。

しかし、玄米が毒を含んでいるのは事実です。

この毒はある方法によって抜くことができるのですが、それを知らないと、体には害が及びます。

これについては、4章で詳しくお話しすることにしましょう。

3章 ● 〝米〟の民の日本人がなぜ玄米を嫌ったのか？

人類はいつから米を食べたのか

玄米は白米にくらべて圧倒的に栄養がある、と前章では話してきました。

それなのに、なぜ、日本人は玄米ではなく、白米を食べるようになったのか?

この疑問を解くためには、日本人がこれまでの歴史の中で、どのようにお米を食べてきたかを考えたほうがよさそうです。

さて、ここでみなさんに質問です。

人類で最初にお米を食べたのは、どこの国の人でしょう?

答えは、おそらく中国人だと思われます。

〝おそらく〟というのは、全世界で確かな証拠が見つかっているわけでなく、中国でもっとも古く野生の稲が使われるようになったと考えられるからです。

稲作について私は専門外ですが、熊本大学史学部の小畑弘己先生が著書『タネをまく縄文人』(吉川弘文館・刊)の中で、こう書かれています。引用させていただきます。

「中国は、ムギ類を除く、日本の栽培植物のほとんどの起源地と目されている。(中略)

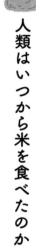

およそ一万年前に、中国の華北地方では野生のキビやアワの利用が始まり、９０００〜７０００年前には仰韶《ヤンシャオ》文化に代表される本格的な農耕を基盤とする社会が成立する。同じく長江の下流域でもおよそ一万年前に野生イネの利用が始まり、中流域では８４００〜７３００年前、下流域では７２００〜６３００年前に本格的な稲作社会へ突入する。」

わかりやすく言えば、古代の中国では1万年前に野生の稲を利用するようになり、次第にそれを自分たちで栽培するようになったということなのでしょう。そして９０００〜６０００年前くらいから本格的に「稲」を育てるようになったのです。

もちろん、目的もなく育てるわけはないので、それは食べるためだったと思われます。では、古代の人々は、育てた「稲」をどのように食べていたのでしょうか。まさか「籾殻《もみ》」のついた稲のまま食べていたとは考えられません。なんらかの方法で、籾殻を脱穀することを覚え、それが広まっていったのでしょう。籾殻から取り出した玄米、あるいは白米がおいしくて、力の出る食物であることにも人々は気づいたはずです。

そして、稲を栽培すれば、安定的に〝お米〟を食べることができ、暮らしも安定する。こうして、稲をつくり、米を食べる文化が始まったのです。

玄米ではなく白米を食べていた

籾殻《もみ》を取り除くと〝お米〟が出てきます。この状態のお米とは、玄米のことです。このため「古代人は玄米を食べていた」というのが通説になっています。

でも、本当にそうなのでしょうか？　私は、この説に異論を唱えています。

「大昔から、人々は白米を食べていた！」。これが私の見解です。

玄米を搗《つ》き、白米の状態にして食べていた。もちろん、現代のようにピカピカに精米された白米ではなかったでしょう。また、全員が、あるいはすべての地域で白米を食べていたかはわかりません。でも、白米を食べていた、というのは真実だと思っています。

私がこう考えるのには、いくつかの理由があります。

ひとつは、太古の遺跡の洞窟の壁には「米を搗く」様子が、はっきりと描かれているからです。

もうひとつは、私の友人である中医師（漢方医）から、次のような話を聞いたことにもよります。

「中国では、大昔、それこそ祖先が米を食べはじめたばかりのときから、米を搗き、白米にして食べていた、と思われているようですよ。私の仲間の中医師は、みんな、そう言っています。中医師の間では、それは半ば〝常識〟です。

なぜなら、玄米は、あまりにも消化が悪過ぎるから。当然、最初から米を搗く技術はあったのでしょうね。と言うより、搗かざるを得なかったのですよ」

稲作と米食の発祥は中国と考えられています。そして、日本にも米食が伝わってきた。その発祥の中国では、玄米を食べたけど、消化が悪過ぎてお腹を壊すため、すぐに白米を食べるようになったと、考えられているのです。

ということは、日本に米食が伝わったときにも、「玄米は搗いて白米にして食べる」ということが、その技術とともに伝わったのではないか、と考えられるのです。

真相は当時の人に会って話を聞かないとわかりませんが、それは不可能です。

ですが、「古代人が玄米の有毒性に気づき、糠《ぬか》部分を取ろうと試みたのではないか」ということは容易に想像できます。

「玄米は、同時期に食べられていた黍《きび》や粟よりおいしい。でも、お腹を壊すし、体の具合も悪くなるんだよね」と気づいた。

すると、誰かが「この茶色い皮（糠）を剥がしてみよう」と試してみた。

糠の一部が取れると、中から白米が顔を出した。
「米も、ほかの野菜や果物と同じで、皮を剥いて食べるとおいしいんじゃない？」
そして、食べてみたら、これまでの玄米とは比べ物にならないくらいおいしかった――。

もちろん、想像でしかないのですが、人々の営みとして、このような展開になることは十分に考えられますし、玄米の有害性を知る私としては、それを確信しています。中医師たちも、私と同じような見解で、それが真実だと思っているのです。

玄米をそのまま主食としていたら、体が悪くなるに決まっているから。

体に有害なものを食べつづけるとは思えないし、おいしい白米を知ったら、それを食べるのは人間の本能です。

さて最近（２０１９年）になって、私はとんでもないことに気づきました。玄米にせず白米にした本当の理由についてです。稲はそのままでは食べられません。それゆえ、稲が食べられるとわかった当初（１万年前）から脱穀はしたはずです。その時、搗きすぎて玄米を通り越して、白米、または八分づき米になってしまったのではないか？　それゆえ、人間は稲と出合った最初期から白米（または八分づき米）を炊いて食べていたのではないか？　最近はどうもそれが真実のような気がしてなりません。そうであるならば人間は玄米は一度も食べたことはなかったことになります。

縄文人も白米を食べていた

そして時は過ぎ、中国から海を渡り、「稲」と「稲作」は日本にも伝来しました。いまからおよそ3000年前の〝縄文時代後期〟のことです（諸説あります）。

小畑先生の著書（『タネをまく縄文人』）によると、これと前後する時代（縄文から弥生前期にかけて）、日本では、次のような植物が栽培されていたそうです。

・アサ、ヒョウタン、ゴボウ、アブラナ科、シソ属（エゴマ）
（縄文時代前期以前に渡来した「外来栽培植物」）

・イネ、アワ、キビ、オオムギ、コムギ
（縄文時代後・晩期以降に渡来した「大陸系穀物」）

・ヒエ、アズキ、ダイズ
（在来栽培植物）

縄文人というと〝狩猟民族〟というイメージをもつ人も多いでしょうが、これだけの植物があったということは、立派な〝農耕民族〟でもあったのです。

ともあれ、日本でも３０００年ほど前から稲作が始まり、私たちのご先祖たちも〝米〟を食べるようになりました。

いまのように情報が電波にのってもたらされることはないので、最初は、稲を栽培する技術をもった人々が、種付け用の〝稲籾《もみ》〟をもってやってきたはずです。土に稲籾をまいてそれを育て、収穫して脱穀することを教えたはずです。もちろん、玄米を搗《つ》いて白米にする方法も、それを煮炊きして食べる方法も教えたことでしょう。大陸での食べられ方が、そのまま伝わったと考えるのが自然で、私は、古代の日本人も、白米を食べていたと考えています。

もちろん、最初のうちは安定した水稲農耕はできず、収穫高も少なかったでしょうから、先ほど挙げたような雑穀や豆類、根菜類とともに食べたと思われます。

しかし〝米〟はやはり、おいしかったのでしょう。器用で勤勉で地道に働く日本人の気質も手伝って、全国にじわじわと水稲農耕が広まっていったと考えられます。

そして、稲作で食料が安定して供給されれば、人口も増えていきます。そうして社会がつくられていきます。社会ができれば、そこに支配する者、される者が出てくるのは自然の流れ。支配する側は、白米を腹いっぱいに食べる喜びを覚えたのです。

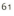

白米を食べた日本人はどうなったか

「平安美人」という言葉をご存じでしょうか。

その名の通り、平安時代の美しい女性のことです。おそらく『源氏物語絵巻』に描かれた貴族の女性たちは〝平安美人〟だったと思われます。

美しいと思わない人を、わざわざ絵にすることはしないでしょう。

彼女たちの顔の特徴としては、次のような点が挙げられます。

「下ぶくれの顔」「おちょぼ口」「切れ長の細い目」「長い髪」……。

いわゆる〝おかめ顔〟ですね。

そして、これより前の時代に書かれた女性画にも、同じような特徴が見て取れます。

たとえば奈良時代に描かれ、正倉院に伝わる「鳥毛立女屏風《とりげりつじょのびょうぶ》」の女性。さらに古くは、飛鳥時代の高松塚古墳の壁画に描かれた女性たちも、ディテールはわかりませんが、下ぶくれのおかめ顔をしています。

そして、この〝おかめ顔〟こそ、当時の人たちが白米を食べていた証だ、と私は考えるのです。日本人が全員、このような顔をしていたのかはわかりません。しかし、少なくとも貴族や裕福な生活をする人たち、つまり支配階級の人たちが、下ぶくれの顔だったことは、その絵からは明白です。

もし白米より硬く、消化しにくい玄米を食べていたなら、こんな顔にはならなかったはずです。噛み砕く力は顎に伝わりますから、顎が張り、いまよりもがっちりした顔型になっていたと思うのです。噛む力が弱いために、顎だけでなく、口周りの筋肉が発達せず、おちょぼ口になったということも考えられます。

いずれにしても、支配層である貴族や武士たちは、白米を食べていたのでしょう。

いっぽう、お百姓さんや庶民たちが、白米を食べていたかは、わかりません。ただし、米は支配層に上納していたため、自分たちの口に入る米の量は、わずかだったことは間違いありません。庶民の食事は、ほんの少しの米に、稗《ひえ》や粟、黍《きび》、野菜、芋、豆などを混ぜ、煮炊きして粥状にして食べていたものと思われます。

この食事は「糧飯《かてめし》」と呼ばれるものです。少ない食料を水増しした糧飯。これが多くの日本人が食べてきた食事です。

支配階級の人はほんの一握り。全体の数パーセントと考えられます。残りの90%以上はこうした貧しい食生活を送っていました。そして、そうした食生活は、江戸時代まで、ずっとつづくことになるのです。

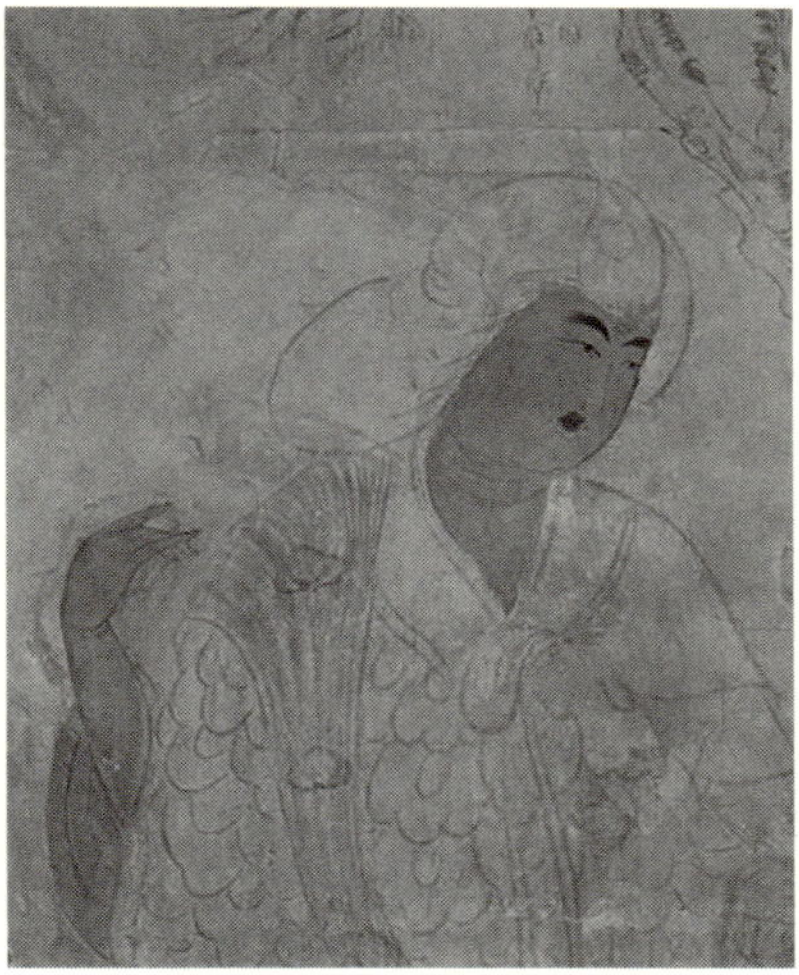

鳥毛立女屏風

出典：宮内庁ホームページ
http://shosoin.kunaicho.go.jp/ja-JP/Treasure?id=0000020021

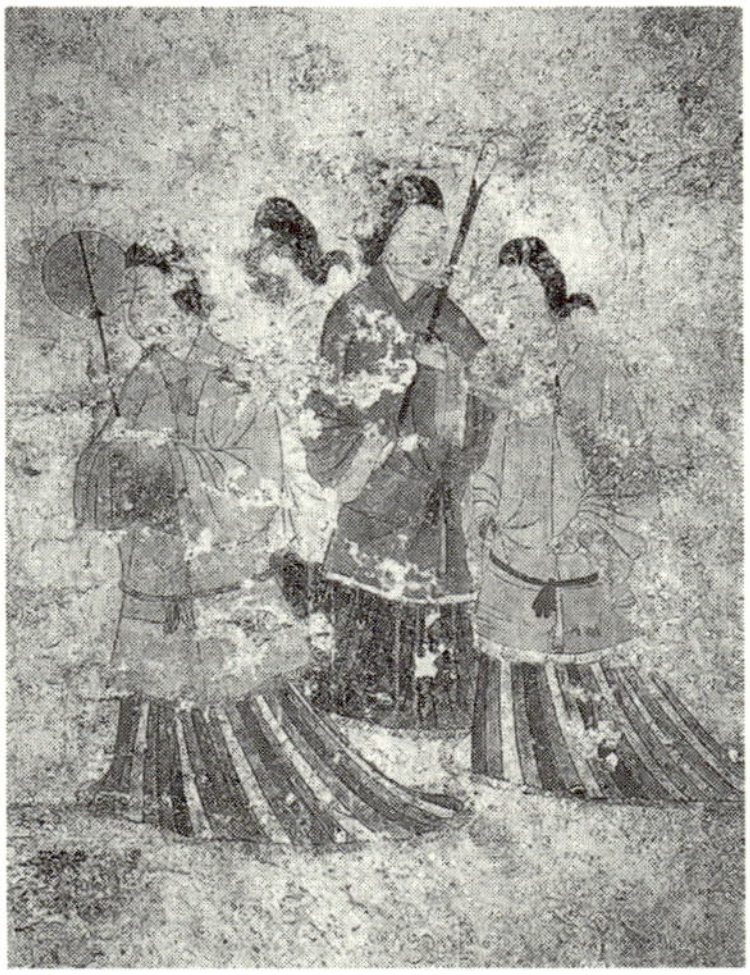

高松塚古墳壁画

白米ばかり食べた日本人を脚気が襲った

「脚気《かっけ》」という病気をご存じでしょうか。

いまの病院ではあまりやらなくなりましたが、かつては患者を椅子に座らせ、木の棒でヒザをポンと叩き、脚気がどうかを調べたものです。覚えている方も多いでしょう。

脚気とは、ビタミンB群の不足によって起きる病気です。

その文字からも脚に症状が出ると思われがちですが、重症になると、神経障害などで手足が動かなくなったり、心不全などを起こして死に至ることもある怖い病気です。

栄養状態が改善した現代では、脚気はほぼなくなりましたが、それでもインスタント食品などに偏った食生活をしている人に、この症状がみられることがあります。

さて、じつは、脚気が日本で最初に発症したのは平安時代のことでした。その患者は、例の平安美人などを含む貴族や上流階級の人たちです。

原因は、ズバリ！　白米です。身分の高い人たちは、玄米ではなく、精白した白米をたくさん食べるようになったために、ビタミンB群が不足して脚気になったのです。

その後、時代は下り、天下泰平の江戸時代にも脚気の患者が多発しました。当時、それは「江戸患い《わずらい》」と呼ばれ、13代将軍の徳川家定、14代家茂も、脚気が原因で亡くなったと言われます。

江戸患いの〝江戸〟とは、江戸時代ではなく、江戸の町のこと。地方の武士や大名は江戸にやってきて、白米を食べるようになりました。すると、武士だけでなく、江戸に住む商人や町人の間でも、白米が食べられるようになっていったのです。「江戸に行けば白い飯が食える」と、地方から江戸を目指す人もいたようで、江戸の町の人口が増加したのには、白米の影響があったと指摘する研究者もいます。

江戸の人々は、現代人よりはるかに多くの白米を食べていたのです。

農林水産省の発表では、2013年の米の消費量は、年間1人当たり57kg。これは江戸時代の米の単位である〝石〟に換算すると、0.4石に相当します。

江戸時代には、年間3000万石の米が収穫されていました。当時の総人口が3000万人だったことから、単純に計算すると、年間1人当たり1石となります。

ですが、貧しい農民たちが口にできたのはわずかなので、その分を武士や大名、裕福な商人が消費したことになります。「一人一日5合」という目安もあったと言われています。

しかも、江戸時代の武士の食事は、副菜《おかず》が極めて少なかったのです。それでも玄米ならビタミンが摂れたのに、白米に偏重したことで、脚気を招いてしまったのです。

江戸に行くと具合が悪くなる

脚気《かっけ》の一般的な症状としては、全身のだるさ、下半身のしびれやむくみ、動悸や息切れなどがあります。地方から江戸の町にやってきた武士や大名も、こんな症状に苦しんだのでしょう。中には重症化して、寝込んでしまい、死んでいった者もいたようです。また、歩行が困難になったり、感情が不安定になったりすることもあります。

しかし、病気の療養をしに国元に戻ると、うそのように治ってしまう。こんなこともあり、江戸の町に特有の病気ということで、「江戸患い」と呼ばれました。

やがて時代は変わり、明治になりましたが、脚気は収まりませんでした。

そんな中、脚気対策に尽力する医師が現れます。海軍の軍医総監であった高木兼寛《たかきかねひろ》という人です。高木医師は、海軍にこの病気が多いことに着目しました。そして、イギリスでの留学経験から「食物に栄養的な原因があるのではないか？」と考えるのです。

彼がもっとも疑ったのは、主食にしていた白米でした。高木は、実験的に食事の内容を見直し、主食を麦飯にしたり、パン食を取り入れたり、肉を〝おかず〟に加えたりしました。すると、日本の海軍軍人の脚気は大幅に減り、それで死ぬ人も激減したのです。

しかし、同時に、それに対する反論も巻き起こりました。

反論の急先鋒に立ったのは、陸軍の軍医総監に招請された森鴎外でした。そうです、高名な文学者の森鴎外。『舞姫』などの作家として有名ですが、もともとは医学者なのです。

しかも、彼は東大を主席で卒業し、ドイツ留学から帰国した秀才です。

鴎外は、高木の食事改善を聞くと、反論しました。「脚気は脚気菌が原因だ。食事では治らない」と豪語し、陸軍の兵隊さんには「抗菌剤」を持たせて飲ませたのです。

また鴎外は、「兵隊さんは偉い人だから銀シャリ(白米)を食べさせよ」とも言い、兵士には白米ばかりを食べさせました。

この結果は悲惨でした。日露戦争で多くの人が命を落とすことになったのです。

日露戦争では、陸軍は9万人弱の日本兵が戦死したとされています。しかし、じつは本当の戦死者は3000人くらいで、残りの8万5000人以上は脚気が原因で死んだのです。

森鴎外は強く批判、非難され、その責任を厳しく追及されました。しかし、いろいろと言い逃れをし、その結果、嫌気がさして作家に転身した、というのは有名な話です。

その後、ようやく1910年なり、日本では鈴木梅太郎が、さらに翌11年にはイギリスのカシミール・フンクが脚気の原因を突き止めました。

脚気の原因は、玄米の糠《ぬか》部分にも多く含まれる「ビタミンB1」だったのです。

それでも玄米より白米という日本人

森鴎外の失態や、脚気《かっけ》の原因が突き止められたことにより、〝江戸患《わずら》い〟と呼ばれた病気の原因は、白米を食べることにある、とようやく判明しました。

現代なら、こんなニュースが流れたら、世間の人々はすぐさま「白米」を食べるのをやめて「玄米」に切り替えるでしょう。お米屋さんやスーパーの店頭からは、その日のうちに玄米が売り切れてしまうのではないでしょうか。

ところが、当時は、そうはなりませんでした。多くの人々は、相変わらず白米を食べ、玄米食は根付かなかったのです。

明治時代には、先の海軍軍医総監・高木兼寛だけでなく、食の重要性を説く医師が現れています。食養家の石塚左玄《さげん》です。左玄は「食養会」という大きな組織をつくり、ビタミンやミネラルなどの重要性を唱え、玄米・菜食を重視しました。

こうした活動がじょじょに浸透し、玄米食が世間で受け入れられるのは、第二次大戦後のことです。

石塚左玄の影響を受けた明治生まれの桜沢如一《ゆきかず》が玄米菜食を根付かせようとしたのです。

これは桜沢の「マクロビオティック理論」からなるものです。

マクロビオティックとは、「マクロ（＝大きい）」＋「ビオ（バイオ＝生命）」＋「ティック（＝術）」という意味。つまり〝偉大なる生命を正しく導く方法〟といったもので、それは食事によって成り立つという考え方です。現代では「正食」と表現されたりします。

桜沢の玄米菜食が言うマクロビオティック——正しい食物の摂り方は、宇宙法則や自然観をベースにしたものであり、私も共鳴し、受け入れることができるものです。

さて、桜沢の玄米菜食運動は、地底を這うように少しずつブーム化していきました。

また、１９６５年には圧力鍋が開発され、それまで〝面倒〟と言われていた玄米は簡単に炊けるようになってきました。この圧力鍋も、玄米食の普及に一役買っていることは間違いありません。

２０１７年現在でもマクロビオティックをつづけている人は一定数いるようです。確かな調査ではありませんが、人口のおよそ０．１～０．２％と思います。日本の人口は1億２６００万人ですから、15～25万にぐらい、ということになります。

もちろん、厳格な玄米菜食ではなく、たまに玄米を食べる、という人も入れれば、その数はもっと多くなるのでしょうが、それでもやはり、圧倒的に白米食が多いのです。

これまで日本人は、玄米の良さと白米の危うさをさまざまに学んできたはずです。

白米を食べつづけたことによって日露戦争で多数の死者を出したこと。

その原因がビタミンB1不足、つまりは白米飯に偏ったこと。

さらには、玄米はビタミンやミネラルの豊富な栄養食材であること。

それなのに、玄米食は日本人に根付かなかったのです。

玄米に移行するのではなく、人々は、白米を食べつづけるために工夫をすることを選んだのです。

白米を8分搗《つ》きにしてみたり、白米に雑穀を混ぜて食べてみたり、おかずをふやしたりして、白米の欠点を補おうとしてきました。

いったい、これはなぜなのか?

やはりそこには、玄米の害があると考えるのが自然でしょう。

玄米を食べると、大変な消化不良がおきてお腹の調子が悪くなったり、病気になったりしたのです。

では、玄米の何が、どのように有害なのか? どのような毒があるのか? そして、本当に玄米は食べてはいけないのか? 安全によりおいしく食べるための方法はないのか?

次章からは、誰もが知らなかった〝玄米の真実〟と〝玄米食の勧め〟について、お話ししていきたいと思います。

4章●ちょっと待った！　その玄米食は危険です！

玄米を食べると体調が悪くなる

玄米は、白米とくらべてケタ違いの栄養があることをお話ししました。また、ビタミンやミネラル、食物繊維などが豊富なことから、全身の細胞を活性化させたり、腸の調子を整えたりすることで、理想的な健康食であることをも、理解いただけたことでしょう。

さらに、歴代の食の研究者や食養家によって、玄米がすぐれていることが喧伝されてきたことや、白米に偏重した日本人の食事によって脚気《かっけ》が生じ、それによって多くの兵士が死に追いやられた事実なども紹介しました。

しかし、それでも玄米は日本人の生活に浸透しませんでした。

まったく不思議な話です。やはりそれには原因があるのです。

それは、玄米を食べた人が、その効果を実感する前に、むしろ害を感じてしまったから。

じっさい、玄米を食べた人はわかると思いますが、玄米は歯ごたえが硬く、咀嚼《そしゃく》にも時間がかかります。やはり、食感や味覚では、白米のほうがおいしいのは、たしかでしょう。

しかし、そうした〝感覚的〟な問題ではなく、実害があった。玄米を白米と同じような方法で炊いて食べると、消化不良で体調を崩してしまうのです。

玄米を食べつづけた人の中には、次のような体の不調を訴える人が多くいます。

1・胃もたれや胃炎
2・下痢や悪臭便
3・手足が冷える
4・体のさまざまな部位の痛み
5・頭痛や頭が重い感じ
6・肩こりや体のむくみ
7・食欲不振
8・イライラする
9・慢性的な疲労
10・よく眠れない

これだけでなく、死ぬほどの病気になる場合もあります。

それは、玄米の中に〝毒〟が含まれるからです。それが体に残り、私たちの細胞をじょじょに蝕んでいきます。

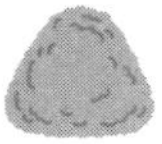

玄米の3つの毒とは

玄米の〝毒〟とは、なんでしょうか？　まず考えられるのは、次の3つです。

【玄米の3大〝毒〟】
1・アブシシン酸《ABA》
2・フィチン酸
3・アクリルアミド

おそらく、どれも、よく知らない言葉でしょう。

この3つは、玄米から生じるものなのですが、じつはそれは解除することもできます。

しかも、簡単に。

それなのに、その毒を解除せず、あるいは毒の解除方法を知らないがために、本来は、すばらしい〝健康食物〟である玄米を、〝有毒食物〟なものとして摂取しているのです。

これは、じつにもったいない話です。

この3つの毒は、「正しい炊き方」さえ知っていれば、その毒性を解除でき、体に害のないものとして食べることができます。

詳しくは、6章で紹介しますが、特別にむずかしい方法ではありません。

・玄米を長時間、水に浸けておくこと
・玄米を炊くときに、圧力鍋を使わないこと（あるいは低温の圧力鍋を使うこと）
・浸けた後、その水を新しい水に換えること

たったこれだけのことです。

拍子抜けした人も多いのではないでしょうか。

でも〝たったこれだけのこと〟を知らなかったために、あるいは、手間と時間を省こうとして水に長時間浸けず炊いたために、体の細胞は毒素によってダメージを受け、病気になってしまうのです。

そして、それは恐ろしいことに、ヘタをすると、死に至ることさえあるのです。

では、この3つはどんな毒なのか、それぞれ見ていくことにしましょう。

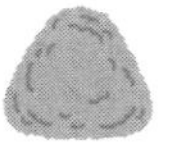

玄米の毒①ア《A》ブシ《B》シン《A》酸

アブシシン酸というのは、植物がもつホルモンの一種で「ＡＢＡ」とも呼ばれています。

玄米だけに含まれているのではなく、大豆、小豆、リンゴ、スイカ、ブドウ、レモン、ミカン、アーモンド、ピーナッツなどにも存在しています。

もっと言えば、すべての果物や野菜、植物の中には、必ずそれが含まれています。

ア《A》ブシ《B》シン《A》酸は、「種」の外皮にある成分だからです。

まえにも書きましたが、玄米は稲の実であり、種でもあります。

玄米の外皮である〝糠《ぬか》〟の部分に、アブシシン酸が含まれているのです。

なぜ、種の外皮には、アブシシン酸が含まれているのか？

それは、種の中の胚乳が酸化しないように守るためです。

種は気温や湿度など、環境や条件が整った段階で芽を出しますが、その前に酸化し、腐ってしまったら発芽できません。そのために、自然の神さまは、種の周囲（外皮）に強力なアブシシン酸を塗り、種を守ろうとしたのです。

みなさんは、種がどのくらいの期間、生きていられるかご存じでしょうか。

乾燥した暗い場所でうまく保存すれば、それは1万年でも百万年でも生きつづけます。もう少し正確に言うなら、眠った状態で生きつづけるわけです。

種には、文字通り「種の保存」という役割があります。その植物の命を〝後世に伝える〟という神の使命を与えられた物質なのです。

このように植物としては、種に永遠の命を託したわけですが、そのために外皮に含ませたアブシシン酸は、人体に対しては、恐るべき毒になってしまいます。おそらく神も、人間が種を食べるようになるとは思わなかったのでしょう。

なお、糠がアブシシン酸という毒をもっていることで糠漬けを心配される方がいるかもしれませんが、酵素阻害剤は発酵すれば完全に消えます。糠漬けは発酵食品ですので心配はご無用です。ご安心して召し上がってください。

ちょっと話は逸れますが、アップル社の創業者であるスティーブ・ジョブスは56歳という若さで、命を落としました。彼の直接の死因は膵臓がんですが、私は、彼の食生活に原因があったと考えています。彼がベジタリアンであったことは有名ですが、生のアーモンドを好んで食べていたそうです。そしてこれが彼の膵臓を痛めつけたと思われます。

生のアーモンドはＡＢＡという猛毒があったからです。それゆえ、アーモンドは必ずローストが必要だったのです。

アブシシン酸の酵素阻害剤の罪

玄米の〝糠《ぬか》〟の部分には、アブシシン酸《ABA》が含まれているため、胚乳や白米は酸化せずに守られます。

このときアブシシン酸は、単に酸化を防いでいるのではなく、〝酵素を阻害〟することで抗酸化力を発揮しています。

そして、アブシシン酸は、人体に摂り込まれると「酵素阻害剤」として、体の酵素を阻害するような悪さをはじめてしまうのです。このアブシシン酸が猛毒なのです。

アブシシン酸が残留した玄米を食べると、「消化不良」や「下痢」だけでなく、さまざまな病気の原因となり、結果として短命になることは、アメリカの〝酵素栄養学〟の世界ではよく知られていることです。

アブシシン酸は、それほどに毒性が強い物質ということです。

また、酵素が阻害されるということは、それほどに恐ろしいことなのです。

酵素の働きについては、6章で詳しく話しますが、まずは簡単に説明しておきましょう。

酵素は体の中で、主にふたつの役割を担っています。

「消化」と「代謝」です。

「消化」は、食べた物を分解し、栄養素に換える働きをします。

「代謝」は、ある物質を違う物質に転換することです。

〝新陳代謝〟という言葉がありますね。古くなった体の組織や細胞を再生し、新しいものと入れ替えることです。

ほかにも、食べ物を消化・吸収し、エネルギーに変えたり、体の中に溜まった不要な物質を体外に排泄したり、毒素を分解して解毒したりします。また、外部からの刺激に対して体を守ったり、傷ついたり弱ったりした細胞を修復したりします。

このように「代謝」は私たちの生命活動のすべてにかかわっています。体の中で、代謝がうまく行われなければ、健康が損なわれてしまうのです。それどころか、代謝が止まってしまったら、私たちは生きていくことができません。

そして、その代謝を担っているのが「酵素」なのです。

酵素が阻害されると、代謝がうまくいかなくなり、それは私たちの命にかかわる事態となってしまいます。

玄米がもつ「酵素阻害剤」は、そのように恐ろしいものなのです。

分搗き米とアブシシン酸（ABA）の量の比較一覧

分搗き米	ABA の量	炊いて食べていいか?
3 分搗き	かなり ABA が残る。	ダメ
5 分搗き	3 分程ではないが ABA は残る。	あまり良くない
7 分搗き	ほとんど無くなるが少しだけ残る。	まぁ OK
8 分搗き	ほとんど無くなる。	OK
胚乳米・白米	無い。	OK

三分搗き米は１／２、五分搗き米は１／３はＡＢＡが残っていると考えられますので、分搗き米にするならせめて七分搗き米か八分搗き米にしてください。

酵素阻害剤はなぜ膵臓がんになりやすいのか

アップル社のスティーブ・ジョブスが若くして亡くなり、その原因が生のアーモンドではないか、と私は疑っていることは前述しました。彼はそれこそ〝四六時中〟、生のアーモンドを食べていたそうです。さらに、ジョブスはフルーツを好んで食べていたとも聞きます。そして、真偽は不明ですが、フルーツを種ごと食べていたという話もあります。

生アーモンドやフルーツの種の常食――。

もし、これが本当だとすると、彼が膵臓がんに侵されたのは、大いにうなずけます。というのも、膵臓がんで私の病院を訪れる患者さんに食生活の話を聞くと、「フルーツを種ごと食べる」という人が多いからです。

玄米の〝糠《ぬか》〟もそうですが、種は、酵素阻害剤がぐるりと取り巻き、大切な栄養物が酸化しないように守っています。「缶詰」をイメージするとわかりやすいでしょう。酸素が入らぬよう真空状態にして中身を密閉することで、長期の保存を可能にしているのです。

もちろん、自然界では〝缶詰〟はできません。しかし、それ以上に強力な「酵素阻害剤」で、わが身（種）を守る術を、神は植物に授けました。

そして、この酵素阻害剤が、ひどい消化不良を生じさせたり、膵酵素を枯渇させ、膵臓がんをはじめとする、あらゆる病気のもとになってしまったのです。

でも、なぜ、酵素阻害剤が、膵臓がんの原因になるのでしょうか?

たとえば、10円玉を誤って飲み込んだとします。数日後、それは大便に混じって排出されますが、じつはこのとき、体の中では大変なことが起こります。

10円玉が小腸に入ってくると、それを消化しようと、膵臓から膵酵素が出ます。もちろん、10円玉は溶けるわけがないのですが、体は必死に膵酵素を出しつづけます。それはまるで、10円玉という敵をやっつけようと、マシンガンを撃ちつづけるようなものです。

しかし、10円玉は溶けることなく、膵酵素は〝弾切れ〟を起こしてしまいます。つまり膵酵素は空になってしまうのです。しかし、涙ぐましい努力はつづき、膵臓は出ない〝弾〟を撃ちつづけようとします。

その結果、膵臓の外分泌腺は炎症を起こし、2倍、3倍と腫れ上がってしまいます。

そして、いつのまにか、膵臓がんの病巣がそこにできあがるというわけです。

酵素阻害剤でガッチリ覆われた種を食べるということは、10円玉を食べることと似ています。膵臓は種を消化しようと膵酵素を出しつづけ、その結果、膵臓は疲弊し、炎症を起こし、病巣となってしまうのです。

玄米の毒②フィチン酸

アブシシン酸《ABA》とともに、玄米の〝糠《ぬか》〟の部分に含まれ、人体に悪影響を及ぼす物質が「フィチン酸」です。

正確に言うと、フィチン酸そのものは、アブシシン酸のような〝毒〟ではありません。というより、人体にとって必要な成分です。

しかし、フィチン酸は、体の中で大切な役割をするミネラルを強烈に吸着し、便として体外に排出してしまうのです。

とくにミネラルの中でも主要な亜鉛やマンガン、銅、マグネシウム、鉄、カルシウムなどは、フィチン酸とくっつきやすい性質があります。

ミネラルは、酵素と同じように、代謝を助けたり、細胞の働きを活発にしたり、傷ついた細胞を修復したりするなど、人体を正常に保つ役割を果たします。

つまり、フィチン酸がミネラルを吸着するということは、大切なミネラルが奪われるということでもあり、結果として、人体はダメージを負ってしまう。

それゆえ〝有害〟とされているわけですが、本来、この吸着は、体にとって、必要な働きなのです。

食物繊維が、体の中にある不要な成分を吸着して排泄することは、前にお話ししましたが、フィチン酸もそれと同様の働きをします。人体にとって、とても重要なことです。

「活性酸素」という言葉を聞いたことがあるでしょう。この活性酸素が、体の細胞を老化させ、病気を引き起こすことはよく知られていますね。

これは細胞が酸化したために起こります。金属は酸化することで錆びますが、細胞も同じように錆びて、じょじょにボロボロになっていきます。

この細胞の酸化は、人間が酸素を吸って生きている限り、防ぎようがありません。

そして、強いストレスや質の悪い食事、過度の運動などにより、体内の活性酸素は多くなり、酸化のスピードは速まります。つまり、必要以上の〝酸化ダメージ〟によって、年齢より早く老化したり、がんや心筋梗塞、脳卒中などの病気を生んでしまいます。

フィチン酸には、この酸化ダメージを防ぎ、がんを予防する力があることが、わかってきました。1998年6月に、国立京都国際会館で開かれた国際会議では「フィチン酸には、大腸がん、乳がん、肺がん、皮膚がんなど、さまざまながんに対する予防力がある」という報告がされています。

フィチン酸を有害ではなく、有効に活用するには？

フィチン酸は、それ自体は人体にとって有用なものですが、ミネラルを強烈に吸着し、排泄してしまうために害にもなる。

しかし、その害を防ぐ方法があります。

それは、玄米を長時間、水に浸しておくことです。

先ほどのアブシシン酸の毒素を抜く方法と同じです。

つまり、水に浸しておけば、アブシシン酸の毒も抜け、フィチン酸も有効に働くようになるというわけです。

長時間、玄米を水に浸しておくことで、フィチン酸はミネラルとの吸着を解除します。

そして、フィチン酸はフィチン酸、ミネラルはミネラルというように単独の成分として、それぞれが体にとってよい働きをするようになるのです。

フィチン酸は、本来の吸着作用によって、体内に溜まった不要物質を絡め取り、大きな便として排出します。いっぽうのミネラルも、ムダに排出されることなく、体を正常に保つために働いてくれるというわけです。

玄米の毒③アクリルアミド

アクリルアミドも〝猛毒〟です。

でも、これは玄米に含まれているわけではなく、玄米を炊いている途中に出てくるもの。さらに言えば、ふつうに炊いて出るのではなく、「圧力鍋」を使って炊くことによって、アクリルアミドは発生します。

1965年に圧力鍋が登場しましたが、それはまさに台所を預かる当時の主婦にとっては〝革命〟でした。それまでのように鍋で長時間コトコトと煮込んでいた料理が、高い圧力をかけることで、数分から数十分でできるようになったからです。

圧力鍋が開発されるようになったきっかけは、玄米だったという話を聞いたことがあります。第二次世界大戦によって、日本が極度の食糧難に陥ったことは、ご存じでしょう。このとき、玄米が推奨されるようになり、それに伴って、玄米を柔らかく、短時間で炊く方法として、圧力鍋が考案されたと言います。

そして、これは副次的な（棚からぼたもち的な）効果ですが、圧力鍋で玄米を炊くと、先に話したアブシシン酸《ABA》も消えてしまうのです。

圧力鍋による「糖化」はなぜいけないのか

短時間で調理ができ、おまけに酵素阻害剤も消してしまうという〃魔法〃の圧力鍋でしたが、そこには大きな落とし穴がありました。

「糖化」という人体にとって脅威的な害をつくり、糖化によって生じる最悪物質・アクリルアミドを発生させることになってしまったのです。

あまり知られていないことだと思いますので、ここでは〃糖化〃の害について、お話ししたいと思います。

糖化とは、簡単に言うと、糖に化けることです。

「焼く」「炒める」「揚げる」などの調理によって、糖化が起こります。

みなさんが大好きな「天ぷら」や「フライ」、さらには、甘辛く煮たり焼いたりした料理も糖化した食べ物です。

また「加工肉」や「チーズ」も、小麦粉でできたパンやパスタ、うどん、ラーメンなども糖化した食品です。

いっぽう、「蒸す」「茹でる」「煮る」といった調理法では、ほとんど糖化しません。

ちょっと専門的になりますが、「糖化」は一般的に「AGE」と言われます。

これは「Advance Glycation End-products」の略で、訳すと「終末糖化産物」。

つまり、調理などによって、最終的に「たんぱく質と糖質（ブドウ糖）」がガチガチに結合し、離れられなくなった状態が〝糖化〟なのです。このとき、たんぱく質は、ひどく劣化してしまいます。

近年では「酸化」による害が知られるようになりました。病気や老化の原因は、極言すれば「酸化」によるものです。そして「糖化」は、それを上回る毒だと私は考えています。それは、糖化の裏には酸化があるからです。

糖化すれば、必ず酸化もする。

つまり、糖化した食物を食べることによって、体は「酸化＋糖化」のダブルパンチを受けることになり、大きなダメージを受けてしまうのです。

たとえば、パンをトースターで焼くとこんがりとキツネ色になりますが、これは糖化の反応のひとつです。そして、ひとたび糖化したものは、もとの状態には戻りません。

トーストしたパンが、もとの食パンに戻らないのと同じです。

糖化した食物は、糖とたんぱく質がガチガチにくっつき、劣化した状態で体内に吸収されていきます。そして、それは体の隅々で悪さをして、病気の原因となるのです。

糖化は血液の汚れだけでなく、血管もボロボロにする

圧力鍋で炊いた玄米もそうですが、糖化したものを食べることは、あらゆる病気の大原因となります。糖尿病は、その代表的な病気です。

ただ、糖尿病にかんして言えば、糖化物質を多く食べることで、体内に入ったそれが、合併症やそのほかの余病の原因となることに注目が集まっています。

たとえば、健康診断では血糖値が示され、これが糖尿病の基準値となっていますが、そこにはヘモグロビンA1c（HbA1C）の値が書かれていますね。

「正常値は4・9〜5・5％」「正常高値は5・6〜5・9％」

「糖尿病予備軍は6・0〜6・4％」「糖尿病の疑いは6・5％〜」

となっています。この数値は、赤血球にあるヘモグロビンのうち、どれくらいの割合が糖（ブドウ糖）と結合しているかを示したものです。このためHbA1cは「糖化ヘモグロビン」とも言います（厳密にはAGEになる一歩手前の「アマドリ化合物」という物質）。

つまり、この値が高いほど、血液は糖化し、ドロドロの状態になるわけです。

ヘモグロビンは体中に酸素を運ぶ役目があるのですが、ここにブドウ糖がくっついて血

液がドロドロになれば、体に酸素が行きわたらなくなります。

それだけでなく、全身から老廃物を回収する働きも、うまくいかなくなります。こうなれば、全身の細胞は毒素に冒されてしまうことがわかるでしょう。

ドロドロの血液の害は、それだけではありません。

血管の中を、常にドロドロ血液が流れていれば、血管もボロボロになってきます。

血管壁はひび割れ、硬くなり、さらに血管の内側には汚れが積み重なります。

何年も使ったホースをイメージすると、わかりやすいでしょう。きれいな水を流し、丁寧に扱っているホースならよいのですが、泥水の中に放置したり、汚い水を流したりすれば、劣化し、ホース内にはゴミが付着していきます。

するとどうなるか。ホースはところどころ破れ、そこから水が噴出します。また、汚れが溜まっているホース内では、水の通りが悪くなり、いつもより強い圧力がかかります。その結果、ホースが破裂してしまうこともあるでしょう。

血管もこれと同じです。ひどく劣化し、汚れが蓄積して通りが悪くなった血管内に、流れにくいドロドロの血液が通るのだから、大変です。

血管は動脈硬化を起こしたり、詰まって脳梗塞や心筋梗塞を起こしたり、破裂したりします。それだけでなく、さまざまな病気の原因になるのです。

食物の糖化度一覧

野菜・果物（100g の生）	
ニンジン	10KU
タマネギ	36KU
トマト	23KU
リンゴ	13KU
バナナ	9KU
メロン	20KU
キャベツ	8KU
ピーマン	14KU
カブ	22KU
ブドウ	16KU

生の刺身	200 ～ 600KU

加工品	
フランクフルトソーセージ	6736KU
5 分焼くと	10143KU
10 分焼くと	48000KU
ローストビーフ	5464KU
ハンバーガー	4876KU
チキンナゲット	7764KU
ベーコン	80000KU
サラミ	80000KU
ウインナー	20000KU

チーズ	
プロセスチーズ	2603KU
パルメザンチーズ	2535KU
ブルーチーズ	1679KU
山羊のチーズ	2527KU
モッツァレラチーズ	503KU

主食（100g）	
ご飯	91KU
食パン	2256KU
トースト	5500KU

スイーツ（100g）	
ワッフル	8450KU
クラッカー	3800KU
クッキー	6200KU
クロワッサン	11500KU

穀類のフィチン酸含有量

穀物名	フィチン酸含有量（wt％）
玄米	1.03~1.17
胚芽米	0.9~1.0
米糠	9.5~14.5
小麦	0.6~0.7
大麦	1.3~1.6
トウモロコシ	1.31~1.5

「フィチン酸の構造と機能」早川利郎より

糖化の害

糖化が体に及ぼす害について、もう少しお話しします。みなさんの体がいまどきの食生活によって、どれだけのダメージを受けているのか、知ってほしいからです。

玄米を圧力鍋で炊いたときだけでなく、ふだん、みなさんが好んで食べる多くの食物が糖化物質です。とくに肉の加工食品の糖化度は、すさまじいと言えます。

糖化度（糖化指数）は「ＫＵ」という単位であらわされます。目安としては１０００ＫＵを超えると「糖化している」とされ、50ＫＵ以下は「あまり糖化していない」とされます。

たとえば、肉は生肉（牛）だと７００ＫＵなのですが、ハムなどの加工肉になると、１万ＫＵ以上になってしまいます。

２０１５年に国際がん研究機関（ＩＡＲＣ）が衝撃の発表をしました。

「加工肉を毎日50ｇ食べつづけると、大腸がん発症率が18％も上がる」と。

次ページに糖化物質の一覧表を掲載したので、参考にしてみてください。

糖化度が低いのは、生野菜と果物です。生野菜はすべて40ＫＵ以下。果物は甘いので糖化していると思われがちですが、そうではありません。

加工肉とは、文字通り肉を加工したもので、ハムやウインナー、ソーセージ、ベーコン、サラミなどです。それらの糖化度がズバ抜けて高いのがわかりますね。

いっぽう、同じ動物性たんぱく質でも、糖化度の低いのは生の魚。日本人が大好きなお刺身です。どれも２００〜３００ＫＵと低いのがわかります。

野菜は、それ自体の糖化度は低いのですが、調理によっては糖化度がアップしてしまいます。中でも私が問題視しているのは、揚げたイモ。すなわち、フライドポテトやポテトチップスです。

じゃがいもは15分茹でたものは17ＫＵなのですが、ファストフード店などのフライドポテトになると１５７７ＫＵと、90倍以上にも糖化度が跳ね上がります。しかも、そこには30種類以上ある糖化物質の中でも最悪のアクリルアミドも含まれているのです。

小麦粉でつくった食物も糖化度が高いので、私はオススメしていません。というより、できるだけ食べないほうがよいと考えています。

小麦粉には、強力粉、中力粉、薄力粉がありますが、どれも糖化度は高い。

【主な小麦粉食品】

・パン　・トースト　・ワッフル　・ビスケット　・クッキー　・クラッカー

・うどん　・パスタ　・ラーメン

たとえば、朝食にワッフルを食べると、ご飯の95倍の糖化物質となります。食パンはご飯の34倍です。

カロリーを気にする人は多いのですが、それはダイエットの面からでしょう。でも、これからは健康のことを考え、糖化度の低いものを選ぶべきです。

私は、蕎麦は好きですが、うどんは食べません。それは糖化度が高いからです。「うどん県」と呼ばれる香川県は、近年まで糖尿病患者が多かったことが知られています。

ラーメンやパスタも、うどんと同様に糖化度の高い主食です。

これにくらべ、主食の中でも、意外に糖化していないのが「ご飯」と「蕎麦」です。

ツルツルとしたノド越しや食感を楽しみたいなら、うどんやラーメンより、蕎麦を食べることをオススメします。

また、糖化度では白米はよいのですが、栄養的には、それよりも「玄米」のほうがよいことは、先にも述べました。

ただし、玄米には圧力鍋による糖化とそれによって出るアクリルアミドの問題がある。

もし、糖化の問題をクリアできるなら、玄米はやはり、理想的な主食になります。

アクリルアミドの害

ところでアクリルアミドなのですが、何がそんなに問題なのでしょう？

その害はいくつか考えられますが、もっとも怖いのは発がん性が強く疑われることです。

２００５年にＷＨＯ（世界保健機関）とＦＡＯ（国際連合食糧農業機関）からなる合同委員会が「食品中のアクリルアミドは健康に害を与える恐れがあり、含有量を減らすべき」と勧告しています。つまり「あまり食べるな」ということです。

また、２００７年には、オランダのマーストリヒト大学の研究者らが「アクリルアミドの摂取は、とくに非喫煙者の女性において、子宮内膜がんと卵巣がんの危険性を高める」という疫学調査の結果を発表しました。

そして、翌２００８年には、同大学の研究チームが「アクリルアミドの摂り過ぎは腎臓がんのリスクを高める」という研究結果を発表しています。

さらに日本でも、２０１４年10月、内閣府食品安全委員会化学物質・汚染物質専門調査会が、国内外の動物実験の結果を踏まえたうえで、「アクリルアミドは遺伝毒性をもつ発がん物質」とするリスク評価案を示しているのです。

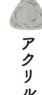

なぜ圧力鍋はいけないのか

糖化と糖化物質であるアクリルアミドの害について、長々と説明してきましたが、ここで話を本書のテーマである玄米に戻しましょう。

玄米を圧力鍋で炊くことが、問題となっていたわけであり、圧力鍋を使わずに、炊飯器や土鍋などで炊けば、なんら問題ではありません。

でも、玄米食をしている家庭では、圧力鍋を使って炊いている人が多いようです。

圧力鍋は１３０℃くらいまで加熱できるものが主流ですが、それほどの高温で熱すると、玄米に含まれる糖質とたんぱく質は、たちまち強く結びついてしまうのです。

つまり「糖化《AGE》」です。

そして、この玄米の糖化により、アクリルアミドが発生してしまうのです。

また、圧力鍋で加熱すると、ビタミンやミネラルも半減してしまいます。

これは玄米だけのことではなく、ほかの穀類やイモ類、さらには、野菜も肉も魚も、糖質とたんぱく質を含むすべての食品において、圧力鍋で調理すると、糖化し、栄養も減ってしまうのです。

圧力鍋の害は知られていない

圧力鍋はいまでは多くの家庭に浸透しています。なんといっても調理時間が短縮できるというのは、忙しい現代人にとっては魅力です。しかも、食材も驚くほど柔らかくなります。イワシやサンマなどを圧力鍋で煮付けにすると、そのまま骨まで食べられるほどです。

これまでは、そういった利点ばかりが取り上げられてきたように思います。

かくいう私も、以前は圧力鍋の便利さを評価していました。

じつは、30年近く前のことですが、あるプロ野球選手に圧力鍋で炊いた玄米食を勧めたことがありました。その選手は2軍に在籍していましたが、私が勧める玄米食を実行してくれたのです。でも、しだいに体調が崩れ、それはじょじょに悪化し、しまいにはリタイアせざるを得なくなったのです。

この一件があって以来、私は圧力鍋に対しては、その害を疑うようになりました。そして糖化という害があること、それは高温によって起こることを知るようになったのです。

では、圧力鍋がもし低温で炊けるなら、糖化の問題はクリアできるのでしょうか？

答えは「ＹＥＳ」です。アクリルアミドは１２０℃以上で出てくると言われます。

近年では、メーカーも圧力鍋の高温が糖化の害を生むことに気づいたのか、さまざまに改良されたタイプが開発されているようです。

じつは昨年（２０１６年）、自宅の炊飯器が壊れ、ある大手量販店に新たな炊飯器を買いに行きました。売り場には、さまざまなメーカーの炊飯器が置かれ、圧力鍋も並んでいました。しかし、私の印象としては、「以前より、圧力鍋が少なくなった？」と感じたのです。そこで情報通の友人に、その疑問をぶつけてみました。

「圧力鍋が店頭からかなり減り、炊飯器が多く並んでいるように感じたのだけど、その理由を知っている？」

すると、情報通の友人は、こんな答えを返してくれました。

「はっきりとはわかりません。でも、アクリルアミドが出ることを認識したメーカーが自粛したのかもしれませんね。韓国では3社ほど、アクリルアミドの出ない圧力鍋を販売するメーカーが出てきました。最高到達温度が１１７℃なので、アクリルアミドが出ないのです。日本でも１１７℃以下の圧力鍋が発売されています。ということは、日本のメーカーでも高温すぎるとアクリルアミドが出ることを認識したのではないかと」

ちなみに、ふつうの圧力鍋は１３０℃くらいの高温に達するようです。もしも今後、圧力鍋を買うような機会があれば、１２０℃以下のものを選ぶことをオススメします。

玄米の3大欠点をなくす方法がある

話が少しあちこちに広がったので、ここで一度おさらいしてみましょう。
玄米には、3つの大きな害がありました。

1・酵素阻害剤の「アブシシン酸」が含まれていること
2・ミネラルを吸着し排出する「フィチン酸」が含まれていること
3・圧力鍋で炊くと糖化物質の「アクリルアミド」が出ること

もしこの害がなければ、玄米は栄養価が高く、栄養素のバランスもよい、きわめて優良な主食となるわけです。

そして、この3つの害は、じつは簡単に取り除くことができるのです。

1の「酵素阻害剤のアブシシン酸」と、2の「フィチン酸」については、玄米を長時間（17時間以上）、水に浸しておくだけで、それらの有害物質は水に放出されてしまいます。

3の「糖化物質のアクリルアミド」については、圧力鍋を使わずに炊けばよいのです。ふつうの炊飯器で炊くか、あるいは土鍋でコトコト炊く。もしくは、120℃以上の高温にならないタイプの圧力鍋をお持ちの方は、それを使います。

詳しい炊き方は6章でお話ししますが、たったこれだけのことで、玄米の害は消え、ひじょうにすぐれた栄養を、私たちは体に取り入れることができるのです。

これまで日本人は、この方法を知らずに玄米を食べ、それで体調を壊し、「玄米食はあまりよくない」と考えてきてしまいました。

しかし、じっさいは、玄米食が悪いのではなく、「炊き方」が悪かっただけ。長時間水に浸さず、圧力鍋を使うという〝時間短縮の炊き方〟こそが問題だったのです。

30年ほど前になりますが、プロ野球のある球団で、玄米食が話題になったことがありました。名将と謳われた監督が、選手たちに玄米を勧め、食べさせたのです。

彼が監督をしているうちは選手も玄米を食べていたようですが、監督がチームを去ると、玄米を食べる選手はいなくなったと言います。

おそらく、その監督が目を光らせているうちは、選手も渋々応じていたのでしょう。長時間水に浸さず、圧力鍋で炊いたのであろう玄米は、選手たちに消化不良と、なんらかの体調不良をもたらしていたのかもしれません。じつにもったいないことだと思います。

「発芽毒」という新たな問題点

玄米の糠《ぬか》には、「酵素阻害剤のアブシシン酸」と「ミネラルを吸着・排出するフィチン酸」が含まれ、それが体にとって有害なものであることは、これまでお話しした通りです。

そしてその害は、長時間、水に浸すことで取り除けると、前述しました。

ところが、この水に浸すことによって、新たな毒が出ることもわかったのです。

それは「発芽毒」と言われるものです。

そもそも玄米は〝種〟であるため、長時間、水に浸すと〝発芽〟します。

この発芽によって、アブシシン酸とフィチン酸の毒は解除されるのですが、同時に「発芽毒」を出してしまうのです。

季節にもよりますが、玄米を17時間も水に浸しておくと、ブクブクと泡が出てきて、水は濁り、なんとなく臭くなります。

これは玄米が生きている証です。

水に浸され、眠りから目覚めた玄米は、気持ちよさそうに大きな伸びをします。

そして、芽を伸ばし始めるのですが、このとき自身の中にある毒素も排出します。それは人間が朝、目覚めた後に〝うんこ《糞》〟をするようなものだと考えればよいでしょう。

もちろん、その発芽毒（玄米のうんこ）は、放っておいてはよくないので、捨てます。つまり、汚れた水を捨て、新たな水を入れればよいのです。17時間浸水させた後に新しい水で1～2回すすげば、発芽毒は排除することができます。

さて、この説明ですでにおわかりの方もいると思いますが、じつは水に浸して玄米の毒素を解除することは、「発芽玄米」にするということでもあったのです。

発芽玄米のすばらしさについては、後ほどお話ししますが、天然食材研究家の大海淳先生は、次のように述べています。

「白米は死んだ米」

「玄米は眠っている米」

「発芽玄米は起きている米」

とてもわかりやすい表現ですね。

死んだ米より、生きて眠っている米のほうがよいに決まっていますし、休眠中の米より、起きて成長しようとする米のほうにパワーがあることは、言うまでもありません。

食物繊維がまだ足りない

玄米には食物繊維が3％くらい含まれています。それほど多くはありませんが、白米にくらべれば3倍以上もあり、有利なことは間違いありません。

ところが、アブシシン酸やフィチン酸と合わさると、食物繊維のもつ悪い面が出てしまいます。すさまじい消化不良を起こしやすくなってしまうのです。

ただし、食物繊維それ自体は、体にとってきわめて大切な成分です。

腸内には栄養素として利用されなかったさまざまな不要物質が留まっています。いわゆる〝食物のゴミ〟なのですが、このゴミは腸内にいる悪玉菌のエサとなり、悪玉菌を増やしてしまいます。

それだけでなく、腸内に留まった食物のゴミは、アンモニアなどの有毒ガスを発生させます。それは血液に入り、全身に運ばれていきます。

こうして食物のゴミは、腸の環境を壊し、消化・吸収能力を弱め、全身を冒していきます。

これが病気の現況であることは、火を見るよりも明らかです。

この腸内のゴミを掃除してくれるのが、食物繊維です。

じっさいに、食物繊維の含まれた穀物を多く摂るアフリカ人は、大きな便を出し、それゆえ腸の病気が少ないことは前に話しました。いっぽう、さまざまな病気に見舞われる、現代人の便は、時代とともに小さくなっています。

私が食物繊維の多い穀物や野菜、果物を食べるように勧めるのは、腸内環境を整えてほしいからなのです。

さて、玄米についても、食物繊維があるのはよいのですが、組み合わせとして、アブシシン酸やフィチン酸と合わさるのが問題です。

しかし、このアブシシン酸やフィチン酸は、水に浸し、発芽することで解除されます。

つまり、水に浸すことで、玄米の食物繊維は、不安なものから、安心して摂ってよいものに変わるのです。

しかも、玄米のときには3％だった食物繊維も、長時間水に浸し、発芽すると4％まで増えることがわかっています。

それでもまだ、主食の食物繊維量としては充分ではない。そこで、私は、玄米にプラスして、さらに食物繊維の豊富な食材を混ぜて炊く方法をオススメしています。

じっさいのレシピは6章で紹介しますので、そちらをご覧ください。

野生の動物は生の種を直接食べても なぜ病気にならないのか

我々人間は、玄米をはじめとして、種がもっている猛毒であるアブシシン酸（ＡＢＡ）を排除せずに炊いて食べたり、直接食べたりすると早々に病気になってしまうとこれまで書いてきました。

アブシシン酸の酵素阻害剤が体に入ると、一生で一定の酵素のもつ力を失わせるから、きわめて重篤な病気が出るからでした。

では野生の動物はどうでしょうか？

彼らはわざわざ種を発芽などさせているわけではありません。発芽させずに直接食べて飲み込んでいます。

彼らはそれでも病気はしません。その理由はどこにあるのでしょうか？

答えは簡単です。

野生の動物は、種を飲み込み、排泄するまでの時間がきわめて速いからです。彼らは消化がよく、実はすぐ消化し、種はすぐに排泄する。

排泄が早いと、毒になり酵素阻害する前に体外に出ていってしまうのです。だから種の害は動物にとってはきわめて少なかったのです。

しかも彼らが種を飲み込むにはもうひとつ理由があります。

果実の種という物質は、自らは移動することができない存在です。

そこで、これは神の配慮ではないかと思うのですが、野生の動物が種を実と一緒に丸飲みして、移動して糞便として種ごと排泄するという奇跡的な「保存のシステム」を行っていたのです。

種は動物に食べられることによって運ばれ、動物はどこかでウンコをする。そのウンコの中に種はあり、その場で新たに芽を出してその種は受け継がれていくのです。

だから動物が種を丸ごと飲んだとしてもなんともならないようになっていたのです。

本当になんというシステムでしょう。

つまり種の丸飲みは、人間には有害（猛毒）、動物には無害なのです。

いったい誰がこんなことを考えたのでしょうか。

酵素阻害剤（ABA）が体に入るとどうなるか？

動物にとっては「種の丸飲み」は無害であるということがわかりました。それでは人間にとってはどうなのでしょうか。

何度も申し上げましたが、種は酵素阻害剤をもっています。それを直接人間が食すと、体の中の酵素はどんどん失活（死ぬ）してしまい、その結果、すぐに病気になります。だから種を食べることはよくないのです。生のアーモンドを好んで食べていたというスティーブ・ジョブズは膵臓がんで亡くなりました。

人間の酵素は無限に体の中にありそうですが、毎日毎日少しずつ少なくなっていくものです。大きく減ったとき、死を迎えます。

酵素寿命説は明らかです。

酵素は一生で一定というものに近いといわれます（本当は毎日一定の生産力）。そのため、それを失活させる（死なす）ものが寿命を著しく縮めるのです。

酵素を著しく阻害するものを列記すると次のようになります。

・サリン
・VX
・農薬
・重金属（ヒ素、アルミニウム、水銀、鉛、銀、カドミウム他）
・化学薬剤（抗がん剤、抗生剤、ホルモン剤、降圧剤、そのほか大半の薬は酵素阻害作用を利用している）
・植物の種

ある患者さん（58歳）は膵臓がんでやってきました。

私が、「種を生で食べると膵臓がんになりやすいですよ」と言ったら、彼女は次のように言いました。

「私は若い頃から種ごとフルーツを丸飲みするのが習慣でした」と。

どうしてと聞いたら「種に栄養があると聞いていたから」と答えたのです。

恐ろしいことです。

薬も長く飲み続けるとよくないのは、酵素を阻害するからです。

5章●発芽玄米はなぜ体によいのか？

発芽玄米は起きている米

ここからは浸水し、発芽した玄米がなぜよいのかをお話ししていきます。

くり返しになりますが、その最大の効果は、アブシシン酸《ABA》とフィシン酸という〝毒〟が解除されることです。

玄米は〝種〟ですが、どんな種も自らの命を守るために酵素阻害剤（アブシシン酸＝ABA）を身にまとっています。

しかし、どんな種も、発芽することで、ABAは解除されます。芽を出しはじめた種は、もはや酵素阻害剤で守る必要がなくなったということなのでしょう。

そのメカニズムをつくったのが神なのか、自然の偶然なのかはわかりませんが、じつによくできた仕組みだと感心してしまいます。

そして、昔から、人々は経験的にそのことを知っていたようです。

もちろん、アブシシン酸やフィチン酸という成分は知らなかったのでしょうが、「種を水に浸すと、毒素のようなものが抜ける」ということに気づいたのです。

それゆえ、日本では昔から、たとえば「小豆はひと晩水に浸け、発芽しかかったものを煮るとよい」と教えられてきました。いまでもその教えを守っている家庭は多いでしょう。

〝ひと晩〟というのは、ざっくりした表現ですが、もう少し正確に言うと、8時間以上といったところでしょうか。昔の人たちが、そこに科学的な根拠をもったかどうかはわかりませんが、現在の視点から見ても、ほぼ的確に、浸水時間をとらえていたと思います。

ただし、私は、もう少し長い時間、浸水したほうがよいと思っています。

そのほうが十分に発芽の効果が得られるからです。

長時間水に浸せば、発芽毒も出ますが、それは水を替えればいいだけのこと。それよりも発芽したものを食べるメリットを優先すべきでしょう。

かつては、玄米も「ひと晩、水に浸けておく」と言われていたので、いまでも、そのようにして炊いている人は多いでしょう。しかし、それではまだアブシシン酸やフィチン酸は抜けきらず、発芽もせず、さらに発芽の効能も充分には得られない、というのが私の見解です。玄米が発芽し、その効能を得るには「17時間の浸水が必要」と私は考えています。

ちなみに、小豆や大豆は12時間の浸水、ゴマ、ピーナッツ、ナッツ、アーモンドは4時間の浸水で発芽します。

そして酵素阻害剤は消えます。ここが大事なことなのです。発芽させてから調理をしないと毒になるからです。

発芽玄米の利点

玄米が発芽するとき、そこには何が起きているのでしょうか？
この仕組みを理解することは「発芽玄米がなぜいいのか」を知ることにもなります。

玄米はイネの種子、つまり〝種〟です。

玄米にかぎらず、植物の種子は、新しい生命を誕生させるための貯蔵庫になっており、新しい芽を育む「胚芽」という器官をもっています。

そのため、発芽の準備がはじまると、種子の中で眠っていた酵素が目覚め、活性化しはじめます。このとき、発芽のために種のあちこちで蓄えられていた栄養成分は、小さく分解され、胚芽部に送られます。

発芽すると、たんぱく質はアミノ酸に、でんぷんはブドウ糖に、脂肪は脂肪酸になって胚芽部に入るのです。つまり、一段階消化され、変性した状態になります。

また、「フィチン酸」のような、ある意味では健康をスポイルする悪い物質は代謝され、無毒化しています。

さらに、発芽すると、さまざまな栄養価が高くなるのです。

つまり、発芽玄米を炊いて食べるということは、たんに玄米を食べるときにくらべ、驚くほど消化され、かつ無毒化し、さらに栄養価の高いお米を食べることになるのです。

信州大学農学部応用生命科学科の茅原紘先生は発芽玄米のよさを、こう述べています。

①玄米にもともと含まれていたすぐれた成分（たとえばＧＡＢＡ＝γアミノ酪酸）が増える。
②玄米に含まれていてもブロックされていて使えなかった成分が活性化される。
③玄米にはほとんど含まれていなかった成分が新しく生じる。

前述しましたが、私は、さらに次のことが発芽玄米の大きな長所と考えています。

④アブシシン酸《ABA》を代謝することから、ＡＢＡのもつ酵素阻害剤としての毒性が排除される。
⑤フィチン酸が発芽の過程でミネラルから離れて単独物質となるため、ミネラルは損なわれることなく吸収されるようになる。
⑥フィチン酸がミネラルから離れて単独物質になったことにより、腸の中に蓄積された腐敗物（体の毒となるもの）を吸着し、排除する力が得られること。

発芽すると玄米の栄養価がアップする

玄米の食物繊維の量３％ですが、発芽すると４％にアップします。

このほかにも、ビタミンやミネラルも、格段に増加することがわかっています。

発芽時には、ビタミンが急増。とくに、脳とひじょうに関係の深いＶＢ１（ビタミンＢ１）や、さまざまな酵素の補助役となるナイアシン（ビタミンＢ３）は顕著に増加することが確認されています。

そして、何より多くなるのがＧＡＢＡ（ギャバ＝γアミノ酪酸）という物質です。

なんと、玄米の１・７倍、白米の10倍という増え方です。

ギャバは神経伝達物質として脳や脊髄に存在し、精神の不安定な状態や初老期の痴呆症では、これがひじょうに不足します。脳の病気を予防するには、とても大切な成分なのです。

じっさい、ギャバは脳の血流をよくし、脳への酸素供給量を増やす働きがあります。古くから医薬品として、脳の病気予防に使われてきました。

このためイライラや落ち込んだ気分などの改善が期待できます。

さらにギャバには、次のような働きがあることも報告されています。

・腎臓や肝臓の働きを高める。
・肥満の原因の中性脂肪を抑制する。
・血液の流れを正常にし、血圧を安定させる。

このほか、アミノ酸は玄米の2・5倍、白米の4・5倍に増加します。ちなみに、前述したギャバ（GABA）も、アミノ酸の一種です。

アミノ酸は、体の中でたんぱく質に変化したり、ほかの栄養素をサポートして体の調子を整える働きをする大切な成分です。

人間の体には20種類のアミノ酸が必要となりますが、人体のおよそ2割はアミノ酸によってできています。

ちなみに、人体に必要な20種類にアミノ酸は、「必須アミノ酸」（9種）と「非必須アミノ酸」（11種）に分かれます。必須アミノ酸は、体の中でつくれないもの。つまり、食物などから取り入れるしかないものです。これらをバランスよく取り入れることが、健康につながるというわけです。いっぽうの非必須アミノ酸は、人体でつくられるものです。

発芽玄米では、必須アミノ酸のひとつである「リジン」も増加します。玄米の2倍、白米の4倍にもなるのです。

白米・玄米・発芽玄米に含まれるアミノ酸比較
（乾物 100g 中　※ギャバを除く）

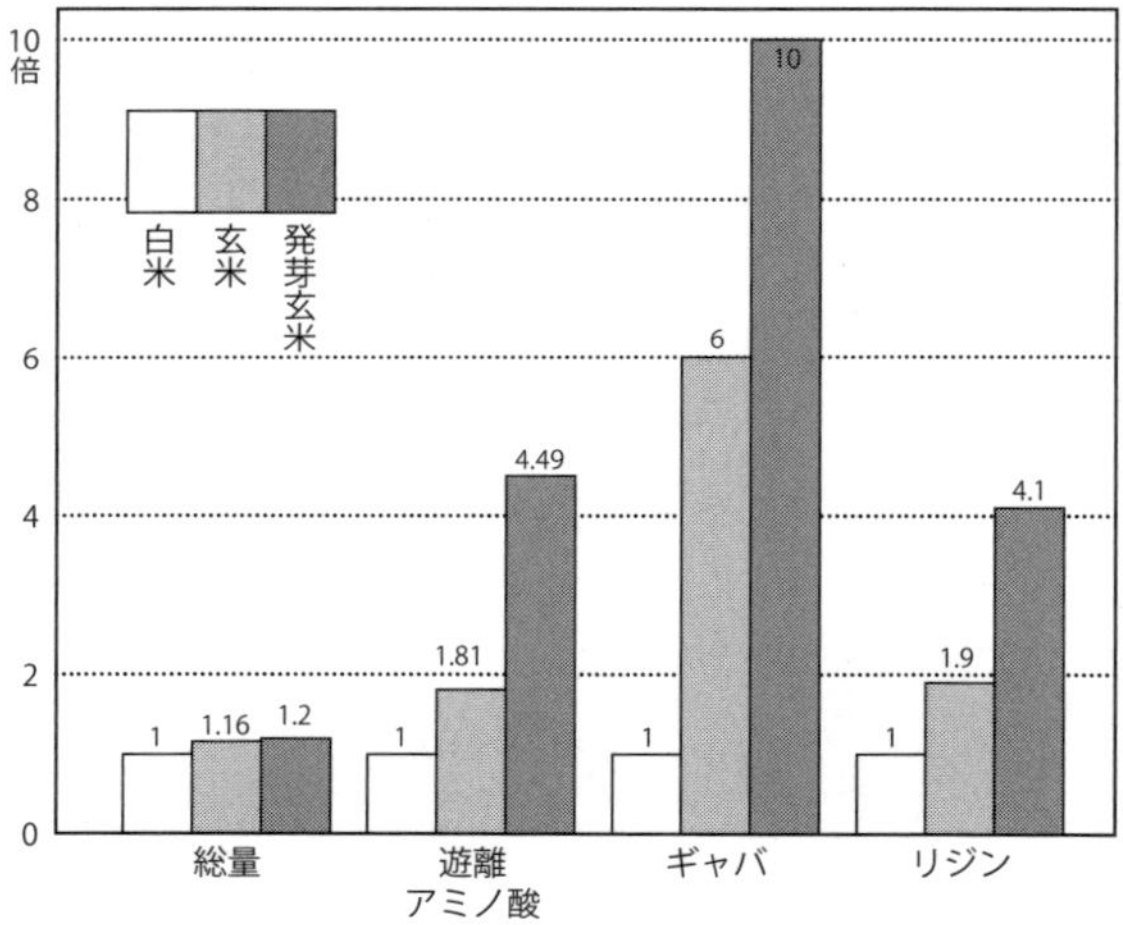

アミノ酸成分比較
（乾物 100g 中　単位 mg）

	白米	玄米	発芽玄米
総量	6.3	7.3	7.6
遊離 アミノ酸	27.0	49.0	121.3
ギャバ	5.0	8.0	26.8
リジン	1.0	1.9	4.1

ともに信州大学　茅原先生の研究より

発芽玄米で血液サラサラ成分も増える

もうひとつ、発芽玄米で増加し、大きな効果を期待できるものにフェルラ酸があります。フェルラ酸は、アミノ酸と結びついてパワーを増し、活性酸素を大いに除去してくれる強いスカベンジャーとなります。

ここで活性酸素とスカベンジャーについて、簡単に説明しておきましょう。

活性酸素が人体に有害であることはよく知られていますね。〝老化の天敵〟などとも言われています。

しかし、私たちが酸素を吸って生きているからには、活性酸素は避けられません。

そして、活性酸素は、悪いことばかりをするわけではありません。外部から侵入してくる細菌やウイルスを撃退する働きもあるのです。

問題なのは、活性酸素が増えすぎてしまったときです。余分な活性酸素が細胞を傷つけてしまうのです。そして、そのときに活性酸素から細胞を守ろうとしているのが〝スカベンジャー〟です。

スカベンジャーはscavengerと書き、そもそもはゴミなどを集め、回収する人のことをそう呼びました。そこから転じて、体のゴミである活性酸素を除去する働きをする成分をスカベンジャーと呼ぶようになったのです。

さて、発芽玄米によって、スカベンジャーのフェルラ酸も増加するのですが、これにより、活性酸素を除去する効率が40〜75％まで跳ね上がるのです。

また、メラニン色素を抑える力も、6％だったものがなんと88％にまで上昇します。

フェルラ酸はアミノ酸と結合して力を増すのですが、それ自体が強い抗酸化物質（活性酸素に対抗する物質）と言えそうです。

そして、この「フェルラ酸＋アミノ酸」のコンビは、血液をサラサラにするのです。

血液に対する差は、次のようになります。

・玄米をただ単に炊く↓糖化↓血液ドロドロ（血液のルロー化）
・玄米を発芽して炊く↓フェルラ酸の増加↓血液サラサラ

言うまでもありませんが、サラサラの血液は、健康の大前提です。つまり、発芽玄米によってサラサラ血液のもとになるフェルラ酸が増加し、アミノ酸と結びつくことは、人体にとってきわめて大切な意味をもつことなのです。

発芽玄米の豊富な成分と効果

γ-アミノ酪酸（ギャバ）／血圧降下・神経の鎮静・中性脂肪を抑える	
食物繊維／便秘・大腸がん・高コレステロール血症を予防	
強力で豊富な抗酸化物質	**イノシトール**／脂肪肝・動脈硬化を防ぐ **フェルラ酸**／活性酸素を除く・メラニン色素を抑える **トコトリエノール**／活性酸素を抑える・紫外線から肌を守る コレステロール増加を抑える **フィチン酸**／抗酸化作用・貧血・高血圧を防ぐ・ メラニン色素を抑える
吸収のよいミネラル	**カリウム**／高血圧を防ぐ **カルシウム**／骨粗鬆症を防ぐ **亜鉛**／動脈硬化を防ぐ **マグネシウム**／心臓病を防ぐ **鉄**／貧血を防ぐ
PEP 阻害物質／アルツハイマー病の予防・治療ができる	

玄米はどのくらいまで発芽させればよいか

発芽玄米は、玄米が発芽したものですが、具体的には、どれくらい発芽した状態を言うのでしょうか?

定められた基準はありませんが、常温の水に浸して、0・5〜1ミリほど発芽させた状態のお米が発芽玄米です。このくらいまで発芽させると、ア《A》ブシシ《B》ン酸《A》の毒性（酵素阻害作用）は代謝されて消えてしまいます。玄米から芽が出たときには、ABAはまったく違うものに変性しているのです。

その前提として、18〜30時間の浸水が必要になるのですが、これ以上だと発芽しすぎ、それ以下だと少し足りない、というのが私の考えです。

ところで、発芽しすぎると、何か不都合が出るのでしょうか?

ひとつには、芽が出すぎた状態の玄米を炊くと、イマイチ美味しくないこと。

もうひとつは、種子に含まれていた成分が芽に行ってしまい、栄養成分がきわめて少なくなることです。

それでも発芽しすぎの発芽玄米を炊いて食べても悪くはありませんが……。

発芽玄米を炊くことの意義（まとめ）

発芽玄米を炊くことの意義について、もう一度、それをまとめてみたいと思います。

【発芽玄米の10の利点】

1・消化が極めてよくなる
↓アブシシン酸《ABA》の解除とフィチン酸の分離による

2・ABAの解除で最大の毒が消える

3・ビタミンが増える
↓圧力鍋による高圧調理でビタミンB1は半分も破壊されるが、発芽玄米はそれをなくし、かつ元より増加する。

4・ミネラルが増える
↓フィチン酸との結合が離れることで、ミネラルが体に吸収されるようになる。また、発芽時にはカルシウムが25%アップするのをはじめ、その他のミネラルも増加する。

5・分離したフィチン酸の排泄効果
↓分離し、単独になったフィチン酸は、腸内に存在するアンモニア系の毒素などを吸着して排泄する。また、貧血や高血圧を防止する。

6・食物繊維が増える

↓食物繊維はナトリウムや胆汁酸を吸着し、排泄することで、高血圧の正常化や動脈硬化の予防になる。また、腸内に留まる腐敗物を吸着して排泄して腸内環境を整える。

7・GABA（ギャバ＝γアミノ酪酸）が急増する

↓ギャバは玄米の3倍、白米の5倍に増える。これにより、脳血管疾患やアルツハイマー病が予防できる。

8・アミノ酸が増加する

↓玄米の2・5倍、白米の4・5倍に増える。とくにリジンは、玄米の2倍、白米の4倍に増える。

9・抗酸化物質が増加する（とくにフェルラ酸とトコトリエノール）

↓フェルラ酸とビタミンEのひとつトコトリエノールは、血管を強化し、血小板凝集を強く抑制する。

10・糖化（AGE）しにくくなる

↓圧力鍋のように強い糖化はまったく起こらなくなる。この効果はかなり大きい。AGEは酸化以上に有害だからだ。

発芽玄米の魅力

私は医師なので、どうしても話が医学的な観点からになりがちです。発芽玄米のよさについて、いろいろお話ししてきましたが、「何がよいのか」ということをざっくりまとめると、次のようになります。

1・毒素が抜ける
2・健康に欠かせない栄養成分が増加する
3・ほとんどない栄養素が出てくる
4・玄米に含まれていたのに活躍できなかった栄養素が活性化する
5・玄米にくらべ、けた違いに消化がよく炊ける
6・やわらかく、おいしくなる

といった感じでしょうか。
そして、2〜4の栄養素は、体に次のような効果をもたらしてくれます。

【発芽玄米の健康・美容の20の効果と予防が期待できる病気】

1・体がしゃきっとする（元気になれる）
2・疲れがとれる
3・ストレスに強くなる
4・ダメージに強くなる
5・胃腸の調子がよくなる
6・お通じがよくなる
7・ダイエット効果がある
8・筋肉が発達する
9・子供が丈夫に大きくなる（骨を強くする）
10・肌がきれいになる
11・肌の回復が早くなる
12・イライラや思い悩みを改善する
13・脳の病気の予防になる
14・細菌やウイルス性の病気に強くなる
15・体力がアップする

16・増毛、美毛髪に効果がある
17・睡眠の質がよくなる
18・肩こりや腰痛が改善する
19・性機能が高まる
20・アレルギー症状が改善する

そのほか、とくに予防や改善が期待できる病気として以下のようなものが挙げられます。

・生活習慣病全般
・膵炎・膵臓がん
・糖尿病
・胃炎・胃潰瘍・食道炎
・心臓病・呼吸器疾患
・アルツハイマー病・うつ病・リーキガット症候群
・眼の病気（とくに緑内障、白内障）
・耳や鼻の病気……

玄米は無農薬に限る&乾燥発芽玄米は毒

玄米を水に浸しておくだけで、これだけ健康や美容に効果のある「発芽玄米」がつくれるのですから、なんともうれしいことです。でも、こんな声が聞こえてきそうです。

「17時間浸すって、長くない?」

「ちょっと面倒くさい。次の食事の準備のタイミングが難しい」

「濁った水を取り替えるのは大変そう」

たしかにその通りでしょう。そして、そうした声に反応するかのように、世間では〝芽の出ない玄米〟や〝発芽した玄米〟(乾燥発芽玄米)が販売されるようになりました。

でも、ちょっと不思議です。

〝芽の出ない玄米〟というのは、お米が死んでいるということでしょうか?

これまで説明してきたように、玄米は生きているからパワーがあるのです。それなのに、せっかく生きている玄米を、わざわざ死んだ状態にするというのは、いかがなものか。

〝死んでいる状態〟ということは〝腐っている〟のと同じことだと私は解釈しています。

そのように得体のしれないものを食べるのは、なんともこわいことです。

そして、もうひとつは〝発芽した玄米〟です。

ご存じのように、植物は種の状態のときは休眠していますが、ひとたび目覚めて芽を出しはじめると、どんどん成長していきます。

これは玄米も同じです。しかし、発芽した段階で、それをストップしてしまうのです。

催眠術でも使っているのでしょうか。そんなはずはありませんね。

じつはこれ、真空パックにして、空気に触れないようにしているのです。

なるほど、こうすれば成長は止まるし、腐ることもありません。

しかし、真空にするときの玄米は乾燥し、いわば〝火傷〟したような状態です。

このとき玄米は生きているので、ものすごく怒ります。

じっさいは感情がないので〝怒り〟はしないのですが、発芽によって解除した酵素阻害剤を出して、体にふたたび膜を張り、自分を守ろうとするのです。酵素阻害剤のア《A》ブ《B》シ《A》シン酸は猛毒だと書きましたが、これを以前の2倍も出すようになるのです。

市販の〝発芽した玄米〟は、たしかに炊飯までの準備はラクなのでしょうが、これを食べるのは、私は危険だと考えています。やはり、自分で〝発芽〟を確認できた方が安心。

そして必ず「無農薬玄米」を選んでください。玄米だけは無農薬でないといけないのです。農薬が糠の部分に凝縮して大量に残存しているからです。

発芽玄米飯・玄米飯　ヒトへの有効作用比較

適用	発芽玄米飯 （100℃炊飯）	玄米飯 （圧力鍋炊飯）
ビタミンB群	多い	少ない
ミネラル	多い	少ない （むしろマイナス）
フィチン酸塩（毒素）	無い	多い
フィチン酸（ビタミンB5の前駆体で解毒ビタミン）	多い	無い
腸内解毒作用	高い	高い
細胞内解毒作用	高い	少ない
フェルラ酸・トコトリエノール・γアミノ酸・イノシトール	多い	微量
" アブシシン酸（玄米毒素）老化促進・細胞活性抑制・発芽抑制ホルモン "	無い	多量に存在する

監修／信州大学名誉教授·農学博士　茅原紘　作表／一億健康の会

6章●正しい玄米の炊き方とは?

玄米の正しい炊き方

前章では、玄米の害についてお話ししました。

1・玄米の糠《ぬか》には猛毒の「アブシシン酸（ABA）」が含まれる
2・ビタミンなどを吸着・排出する「フィチン酸」が含まれる
3・高温の圧力鍋で炊くと最悪の糖化物質「アクリルアミド」が出る
4・1と2の害を解除するために水に長時間浸すと「発芽毒」が出る

言うなれば、どれも、時間を短縮したり、手間を惜しんだりすることによって生じる害ともいえます。だから、ちょっとだけ〝手間暇〟をかければ簡単に解除できるのです。

・1と2の害は、17時間以上水に浸すだけ。
・4の害は、1～2度新しい水ですすいでから水を取り替えるだけ。
・3の害は、高温になる圧力鍋を使わない。

たったこれだけです。

玄米は圧力鍋ではなく、次のようなもので炊けば、アクリルアミドは発生しません。

【アクリルアミドを避ける方法】

1・ふつうの炊飯ジャーで炊く
2・土鍋でコトコト炊く
3・117℃以下の圧力鍋で炊く
4・磁性鍋で炊く（後述します）

最近では、技術革新が進み、炊飯ジャーにもさまざまなタイプが登場しています。量販店に行って店員さんに話を聞くと、人気なのは〝IH圧力炊き〟タイプとのこと。釜の中を密閉することによって圧力が上がり、100℃以上の高温でお米を炊けるそうです。

「よりモチモチした食感の、甘みが際立つご飯になりますよ」と、その店員さんは、うれしそうに説明してくれました。

しかし、このタイプの炊飯ジャーを利用する場合は、じっさいの炊飯時の加圧温度を確認したほうがよいかもしれません。120℃以上なら、糖化の害が心配だからです。

そもそもなぜ圧力鍋で温度が上がるのか

ところで、なぜ、圧力鍋を使うと、調理の時間が短縮でき、しかも柔らかくるのでしょうか。ちょっと寄り道的な話になりますが、覚えておくとよいでしょう。

主に次のふたつの理由が考えられます。

①圧力をかけることで、130℃以上の高温になり、早く煮炊きできる

②圧力が高まることで、食材の細胞が壊れやすく、そして蒸気が逃げず食材の中に押し込まれるため、柔らかくジューシーになる

水は火にかけると100℃で沸騰します。つまり、沸点は100℃で、それ以上の温度にはなりません。

でも、これは平地の場合です。これが高地になると、沸点は下がります。

たとえば、富士山の頂上では、87~88℃で沸騰する。これは気圧が低くなるからです。

逆に、気圧が高くなれば、沸点は上がり、100℃以上になります。圧力鍋は、この原理を応用したのです。

圧力鍋の中では、気圧が2〜2・5に高まっています。すると、沸点も120〜130℃くらいに高まる。つまり130℃以上の、ふつうではありえない温度で調理ができるというわけです。一般的な圧力鍋で炊くと155℃まで上がるそう。

ところで、なぜ圧力鍋の中では、気圧が高まるのでしょう。鍋の中では、次のようなことが起きています。

通常の鍋でお湯を沸かすと、水の分子は活発に動き、蒸気となって空中に逃げていきますね。でも、きつく密閉した圧力鍋では、蒸気は逃げ場を失います。

温度の高い水の分子は、高いエネルギーをもった状態です。この高エネルギー分子が鍋の中の狭い空間に閉じ込められるため圧力が高まります。また、活発な水の分子は、沸騰したお湯に働きかけて、お湯の温度を上げようとします。

人間もストレスが溜まるとイライラし、爆発したくなりますが、それと似ていますね。

ちなみに、およそ2気圧で沸点は120℃、高性能の鍋で2・45気圧だと128℃くらいにまで沸点が上がると言われています。

近年では、圧力調節機能のついたタイプの製品も出ています。また、ガスの火にかける鍋ではなく、IHの電気釜のようなタイプの製品もあるので、これから購入を検討する人は、よくよく吟味するとよいでしょう。

磁性鍋はとくにオススメ

最近では「磁性鍋」が人気だと聞きました。これは「電子レンジ専用の特殊な土鍋」です。電子レンジはじつに便利な道具ですが、〝マイクロ波〟という有害物質を出すことは、ご存じの方も多いでしょう。

でも、磁性鍋を使うと、マイクロ波が出ないどころか、それが「遠赤外線」という体に有益なものに変わるのです。遠赤外線は料理をおいしくすることでも知られますね。「体にやさしい遠赤外線ヒーター」とか「岩盤浴には遠赤外線効果がある」などとも言いますが、遠赤外線は電磁波の一種です。これが何かの物質に当たると、その分子を振動させ、それによって熱が発生します。この鍋には、少し腐ったものでももとに戻す「還元」という働きもあるようです。

【磁性鍋で玄米を炊く方法】

1・17時間浸して水を入れ換える
2・磁性鍋にこの玄米と海藻と梅干を入れる
3・電子レンジで5分間チンを6～8回続けてする

玄米の欠点を克服した理想の炊き方

ここからは「玄米の理想的な炊き方」についてお話しします。

玄米は、もちろん玄米だけで炊いてもよいのですが、そこにさまざまな食材を加えることでパーフェクトな主食になります。私がオススメする「超健康・玄米完全（パーフェクト）レシピ」です。

まずは、玄米だけで炊く方法です。私は土鍋で炊くので、その方法です。初めて炊く方のために、少し詳しく説明します。

【玄米の炊き方】（2合を土鍋で炊く場合）

❶玄米を水に浸して17時間おく

❷17時間の浸水が終わったら水を捨て、新しい水で1～2回すすぐ

❸炊く前に、浸水した米をザルに上げて、しっかり水を切る

❹水を入れる。水分量の目安は、玄米の量の1・4倍（2合炊きの場合は500cc）

※これくらいの水分量だと、ちょい硬めですが、私の好みです。

※水の量によって、炊き上がりのご飯の硬さは変わります。
・軟らかめが好きな人は1・5〜1・8倍（540〜650cc）。
・硬めが好きな人は1・2〜1・3倍（430〜470cc）。

❺蓋をして、中火にかける

❻沸騰したら、弱火にして25分くらい（目安）

※沸騰すると、蓋の穴から湯気が噴き出し、グツグツ音がします。
※蒸気が弱々しくなってきたら蓋を開け、水気がなかったらＯＫです。

❼火を止めて、蓋をしたまま、10分ほど蒸らす

❽しゃもじでかき混ぜる

これで完成。

炊飯ジャーで炊くときは、水分量は内釜に刻まれたメモリに従うとよいでしょう。

圧力鍋を使う場合は、水分量は土鍋より、やや少なくしたほうが、上手に炊けるようです。

何度かやっているうちにコツがつかめ、それぞれの好みで炊けるようになります。

玄米はそれだけでも高い栄養価があり、かつての食養家の中には「完全栄養食」とたたえた人もいました。たしかに、その通りなのですが、私からすれば、少し足りない栄養素もあるように思います。

私がここで紹介する「超健康・玄米完全レシピ」は、偏った栄養バランスを改善し、体が必要とする成分を摂取できるよう考えたものです。

鶴見式「超健康・玄米完全レシピ」

【超健康・玄米完全レシピ】（2合を土鍋で炊く場合）

❶玄米（小豆を加えると、さらによい）を水に浸して17時間おく

❷17時間の浸水が終わったら水を捨て、新しい水で1～2回すすぐ

※玄米は（小豆も）少し発芽し、アブシシン酸（ABA）とフィチン酸は解除されます。

❸炊く前に、浸水した米をザルに上げてしっかり水を切る

❹水を入れる。水分量の目安は、玄米の量の1・5倍（好みで調整）

❺海藻類、十穀米、きのこ類、いも類などを入れる（以下、参照）

・十穀米（五穀米でもOK）…小さじ3　・昆布…1枚（細かく切ったもの）
・干し椎茸…1個（細かく切ったもの）　・粉寒天…2g
・棒寒天…4g　・干しひじき…少々
・干しきくらげ…少々　・ごぼう…少々（ささがきにする）
・梅干し…1～2個　・備長炭（あれば）
※分量は目安なので正確でなくてかまいません。
※備長炭は食べません。炊き上がったら取り除きます。
❻4～13時間水に浸す
❼水を捨てず、蓋をして、中火にかける
❽沸騰したら、弱火にして25分くらい（水気がなくなるまで）
❾火を止めて、蓋をしたまま、10分ほど蒸らす
❿しゃもじでかき混ぜる

さて、ここに掲げたレシピの具材は、主に、食物繊維を多く摂るためのものです。これらの素材は、次ページのように、たっぷりの食物繊維を含んでいます。

現代人の食事は、主食の米の量が減り、副食であるおかずが増えています。そして、肉

や魚などが増え、野菜が減っています。

こうした傾向により、ビタミンやミネラル、とくに食物繊維が大幅に不足してしまいました。これにより、かつてはなかったような〝命にかかわる恐い病気〟（がんや生活習慣病など）が増えてしまったのです。

鶴見式「超健康・玄米完全レシピ」では、食物繊維を十分に摂取できるようにレシピを考えました。もちろん、ビタミンやミネラルなど、その他の栄養価も格段にアップします。


【超健康・玄米完全レシピは食物繊維がたっぷり】（数字は各素材の食物繊維の割合）

・玄米……………3％（発芽玄米は4％）
・昆布……………30％
・粉寒天…………80％
・干しひじき……50％
・ごぼう…………7％
・十穀米…………10％
・干し椎茸………40％
・棒寒天…………80％
・干しきくらげ……60％

※梅干しと備長炭は、抗酸化力が期待できます。きわめて還元力（食物を防腐したり回復させる力）が強く、13時間浸水しても酸化しない玄米雑穀になります。

鶴見式「超健康・玄米完全レシピ」で何が変わるか

私がオススメする「超健康・玄米完全レシピ」は、単に玄米を食べるときよりも、食物繊維をはじめ、ビタミン、ミネラルなどが豊富です。これにより、現代人に不足しがちな栄養素がバランスよく摂れるだけでなく、次のような利点があります。

【超健康・玄米完全レシピの利点】
①きわめて美味しい
②きわめて消化がよい（下痢はまずしにくい）
③きわめて元気になる（栄養効果）
④きわめて排便量が増える

このように素晴らしい利点が得られるのです。じっさい、その味は食べてみればわかりますし、排便量が多くなり、体調がよくなることも、じょじょに実感できるでしょう。

いっぽう、これまで玄米食には次のような欠点があり、そのためせっかく玄米食を試したものの長続きしなかった、という人が多くいました。

こうした玄米のマイナス点は、玄米を長時間水に浸さなかったためのものです。

玄米食は炊き方によって、天国行きの食事にも、地獄行きの食事にもなるのです。


【これまでの玄米食の欠点】

①消化不良で胃もたれや胃炎が生じる
②消化不良で下痢や悪臭便になる
③糖化するため手足が冷える
④糖化により、活性酸素だらけで体調がすぐれない
⑤体のあちこちに痛みやコリが出たりする

「ふつうの玄米食」と鶴見式「超健康・玄米完全レシピ」は、まったく違うのです。

5章で、玄米を水に浸けて発芽させることの効果はお話ししました。もう一度121ページを開き、それを確認してみましょう。

それも合わせると、長時間の浸水で発芽させ、さらにさまざまな食物を加えたこのレシピには、とてつもないメリットがあることがわかるでしょう。

ただひとつ、欠点があるとしたら、合計約30時間の浸水が必要なところでしょうか。丸1日以上の時間がかかるため、準備をどこで始めたらよいか、わからなくなりますよね。仕事で家を空けている人も多いでしょうから、それはなおさらです。

私が実践しているのは、次のような時間サイクルです。

①夜10時に玄米を水に浸す（19時間浸水）
②夕方5時に水を取り替え、他の材料を入れる（13時間浸水）
③朝6時に炊き始める

玄米の浸水時間は、ぴったり17時間じゃなくてもかまいません。短いと解毒できませんが、長い分には発芽毒を取り替えればよいので、そこで時間を調整できます。また、2度目の浸水は4～13時間が目安です。

私の場合は、一度にたくさん炊いて冷蔵庫で保存し、食べるときに「磁性鍋」で温めることにしています。磁性鍋にはすごい還元力があり、さらに味もよくなります。

もちろん、磁性鍋がなくても、レンジなどで温めは可能です。

ご自身のライフスタイルに合わせて、工夫してみるとよいでしょう。

どのように食べたらよいか

玄米は、準備や合わせる材料も含め、その理想的な炊き方を知っていれば、まさにパーフェクトなものになります。しかし、せっかく時間をかけ、苦労して炊いたご飯も〝誤った食べ方〟をしてしまってはその効果は期待できません。それどころか、体への負担となり、健康を害することになりかねません。

そこでここでは、理想的な食べ方について、大切な注意ポイントをお話しします。

【理想の玄米食を食べる際の10の注意点】

①よくよく噛むこと

理想の玄米食ですが、ここには酵素が入っていません（酵素は50℃で失活してしまうため）。このため、とにかくよく噛んで噛んで、噛み砕いて食べるようにします。

②食べ過ぎないこと

同様に、酵素の入っていない食事なので、食べ過ぎないようにしましょう。

③玄米ご飯は、昼食に1杯、夕食に1～1杯半ほど

せめて2杯以内にしましょう。私は朝食を勧めていません（7章でお話しします）。

④楽しく感謝して食す

ストレスを抱えながら食べることは、絶対によくないどころか、体に害を及ぼします。

⑤おかずには生野菜サラダを多くし、まずはこれをたっぷり食べてから、玄米ごはん

生野菜の長所は多々あります（7章でお話しします）。

⑥納豆や豆腐料理は、加えたいおかずの代表

⑦漬物、キムチ、ピクルス、らっきょうなども副菜に加えたい

酢の物の利点は、数えきれないほどあります。

⑧魚や肉は食べすぎない

魚は、生の刺身、酢で〆た魚、煮魚、シャブシャブがオススメです。

肉は、「焼く・炒める・揚げる」より、「蒸す・煮る」を心がけましょう。

⑨玄米ご飯にはゴマ塩を振ってもよい

ゴマにはとてつもない健康効果があります。明治時代の医師・石塚左玄《さげん》は、「玄米ご飯にゴマ塩をかけ、これに味噌汁とたくあんがあれば健康でいられる」と言っています。

⑩食後にはフルーツを食す

フルーツの長所は素晴らしい限りです（7章でお話しします）。

裏ワザ！　白米での炊き方

ここまで玄米や発芽玄米、さらにはそこに食物繊維の素材を加えた「超健康・玄米完全レシピ」についてお話ししてきました。

「でも、やっぱり玄米はイヤ」「やっぱり白米じゃなきゃイヤ」という人もいるかもしれません。日本人には〝白米信仰〟とも呼べるものが根づいているからです。

そんな人は、白米に138ページで紹介した「超健康・玄米レシピ」の具材を入れて炊いてみましょう。

白米＋

〔穀米＋昆布＋干し椎茸＋粉寒天＋棒寒天＋干しひじき＋干しきくらげ＋ごぼう〕

玄米ではなくても、こうすれば立派に食物繊維は取れます。玄米の糠《ぬか》に含まれるビタミンやミネラルなどの栄養分は摂れませんが、そこは副菜で補うしかなさそうです。

この「白米＋食物繊維」のご飯は、すぐに炊くことができるという利点があります。

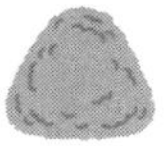

知られざる備長炭の効能

鶴見式「超健康・玄米完全レシピ」に〝備長炭〟と書かれていたのを見て、驚いた人もいたでしょう。もちろん、これは食べるものではないので、炊き上がったら取り出します。備長炭とは木炭の一種ですが、これを他の具材とともに入れるのは、抗酸化力を期待してのことです。

もちろん、備長炭ではなく他の木炭でもよいのですが、備長炭は独特の製法で作られており、より高い遠赤外線効果が得られるのです。一般的に火力として使った場合も長時間燃えつづけ、炎があまり出ないのに火力が強いことで知られます。

さて、木炭の効果ですが、こんな話があります。

１９７２年に中国の湖南省長沙の郊外で、２０００年以上前の馬玉堆古墳が発掘されました。ここから多くの歴史的遺産が出土したのですが、出土品とは別に、驚くべきものが出てきたのです。

それは、副葬品に囲まれて出土した婦人の遺体でした。

2000年も経過しているというのに、まるで死後数日のような新鮮な遺体だったのです。死体は状況にもよりますが、土の中では数か月から数年で白骨化するとされています。10年もすれば完全な白骨となります。

しかし、この女性の遺体は、2000年も前のものなのに、肉や皮膚は完全に残り、肌には張りすらあったそうです。遺体を分析した科学者は「死後4日」の状態と判断しました。どうしてこんな奇跡が起こったのでしょうか？

その答えは、木炭の力によるものでした。「5トンもの木炭（備長炭）で遺体がギッシリと囲まれていたため、酸化しなかった」と判断されたのです。

木炭（備長炭）には、抗酸化力、すなわち「腐らせない力」が存在していることはよく知られていますが、それがこの奇跡を起こしたのです。

恐るべき抗酸化力だと思いませんか。

備長炭は2～3か月に1日、天日干しをすると蘇り、永久に使えます。

炊飯に使った備長炭は2～3か月したら天日干しをするとよいでしょう。

さらに「遠赤外線力」もあるため、炊き上がりの状態もよくなるのです。

玄米以外の種の食べ方

先にも述べましたが、小豆と大豆は12時間浸水、生ゴマは2時間、生アーモンドや生ナッツ、生ピーナッツは4時間の浸水でアブシシン酸は解除されます。

例外はイチゴ、キュウリ、キウイフルーツ、ナス、トマト、オクラ。これらは種ごと食べても無害。なぜなら、これらの種はあまりに小さいため酵素阻害剤とならないのです。ともすると飲み込んでしまう危険な種としては、ブドウ、リンゴ、ミカン、ミカン類、スイカ、メロンなどがあります。生の種ごと食べると早晩、膵臓がんかその他のがんになりやすいので、絶対食べないでください。

生アーモンド、生ナッツ、生ピーナッツは必ずロースト（遠赤焙煎）が必要です。ローストでアブシシン酸は失活するからです。健康や美容面で効果が得られるとしてアーモンドを生で食べようなどという話をよく聞きますが、とんでもありません。誰かがこれを信じて流行させたのでしょうが、危険きわまりありません。気をつけてください。

なお、枝豆は1回茹でただけではアブシシン酸はまだ残っているようなので、磁性鍋で電子レンジでチンするか、2度茹でしたいですね。

7章● 酵素と食物繊維で健康は腸からつくる

酵素は広い範囲で健康をカバーする

玄米は栄養価にすぐれていること、また、発芽玄米にすることで、栄養価はより高まり、新たな成分も生じることをお伝えしてきました。

さらに、玄米を発芽させ、正しい炊き方をすることによって、玄米がもつ有毒性・有害性を除外することができることも、紹介しました。

発芽した玄米が、体に良い効果をもたらし、私たちの健康にとって大きな力になってくれることは、みなさんもご理解いただけたことでしょう。

そこで、ここからは健康を、もっと大きな視点からとらえてみたいと思います。

巷には「〇〇を食べれば健康になる」という情報があふれていますが、「〇〇だけ」を食べていたら大丈夫か、といえばそんなことはありませんよね。

ひとつの食物で、すべての栄養素が補えるわけがないからです。なにより「〇〇だけ」に偏れば、不足する栄養素が出てきたり、摂り過ぎのものが出てくることは明らかです。

私たちの体は、食べたものでできているわけですから、偏れば、そのときは劇的になんらかの効果が見えても、長い目で見れば、体はじょじょにおかしくなっていきます。

私は〝酵素栄養学〟という、大きなくくりでの栄養成分を研究し、その効果を広くお伝えしています。この本で、私が「玄米には毒がある」と強く主張したのも、体にとって大切な酵素を阻害する成分が玄米に含まれているからです。

酵素が阻害されれば、細胞はいきいきと働くことができなくなります。

そうなれば、元気に活動することはできません。それどころか、日々の疲労やダメージから回復することもできません。もっと言えば、食べたものが消化されず、体は栄養を受け取ることができなくなります。それはすなわち、死を意味するのです。

私が長年「酵素健康学」を研究しているのは、そのためです。

私は、人間が健康で生きるために、いちばん大切なのは「腸の健康」だと考えています。

そして、腸の健康に欠かせないのが酵素です。

酵素の〝守備範囲〟はあまりにも広く、その活躍ぶりはあまりにも多岐にわたるため、いまひとつ理解が浸透していないように思われますが、この章では酵素について、できるだけわかりやすく説明したいと思います。

さらに、同じく腸の健康には欠かせない「食物繊維」、そして近年、注目されている「短鎖脂肪酸」の働きについても、お伝えしていきます。

健康情報に詳しい方も、新たな知見が得られることでしょう。

日本人は長寿大国で病気大国

日本は長寿の国、であることはよく知られています。

２０１６年の日本人の平均寿命は、女性が87・14歳、男性が80・98歳。男女ともに過去最高を更新して、世界第2位となっています（1位は男女ともに香港）。

そして、１００歳以上の人が全国に6万５０００人以上もいます。

長生きすることは、もちろん、おめでたいことなのですが、じつは１００歳以上のおよそ80％が〝寝たきり〟で〝薬漬け〟になっているという事実もあります。

数字の上で、日本人は〝長寿大国〟にはなりましたが、そのいっぽうで日本は〝病気大国〟でもあるのです。

つまり「長生きはしているものの、健康ではない人が多い」ということです。これは本当に幸せなことなのでしょうか。

そして、なぜ、日本はこのような〝病気大国〟になってしまったのでしょうか？

その理由について、お話しする前に、日本人の多くが患っている病気の実数について紹介しておきましょう。

まずは〝国民病〟といわれる「糖尿病」です。現在、その患者数は、予備軍も含めると2000万人を超えるといわれます。

日本人の人口は1億2600万人ですから、国民の6人に1人が糖尿病で、その数は年々増えています。50年前の1960年代初期には3万人でしたから、およそ700倍という異常な増え方です。

「がん」が増えていることもよく知られていますね。2016年度の統計では、がんの患者数は101万人、がんによる死亡者数は37万人を超えると言われます。

1980年頃までは、脳血管疾患が1位でしたが、それ以降は30年以上、がんがトップの座を占めています。しかし、同じ1位でも、その数が圧倒的に増えているのは気になります。1980年の年間死亡者数は16万人でしたから、2.3倍に激増しているのです。

さらに、認知症の患者数も増加するいっぽうです。2012年には462万人、予備軍は400万人いると言われます。さらに、2025年には700万人を突破するという推測データもあります。65歳以上の高齢者の5人に1人が認知症という時代がくるのです。

しかし、なぜ、医学が進歩しつづけている日本で、このような〝惨状〟が繰り広げられることになったのでしょうか。その答えは「日本人の生活で、何がもっとも変わったのか?」を考えてみればわかります。言うまでもなく、それは「食の問題」なのです。

病気の原因は間違った食事

第二次世界大戦の戦中、戦後、日本人が未曾有の食糧難に苦しんだことは、よく知られていますね。そして、日本と日本人が敗戦の戦禍から立ち直るのと並行して、食事も生活様式も〝欧米型〟に変化させていったのです。

じつは、その頃、アメリカではがん患者の増加が悩みの種となっていました。そして1971年には「がん対策法」が制定され、国策として「がん撲滅」に取り組んだのです。しかし、成果は上がりませんでした。莫大な予算は薬の開発に投じられ、新薬は続々と開発されるものの、薬ではがんを減少させられなかったのです。

まさに、いまの日本と同じです。医療技術は進歩するものの、それ以上にがん患者が増えているのです。がんになったからそれを治療する、という〝対症療法〟では追いつかず、がんは減らないどころか、増えるいっぽう。がんの撲滅など、夢のまた夢です。

「なぜ、がんになるのか？」という根本原因を見つけ、それを元から絶たない限り、がんを減らすことはできないのです。

そんな中で行われたのが、国を挙げての大調査です。世界中から3000名を超える医学者や栄養学者などが集められ、過去150年間にわたる資料をもとに「がんの原因」が徹底的に調査・研究されたのです。「がんの問題を解決しないことには、アメリカに未来はない」という本気の取り組みでした。

この結果は、とてもショッキングなものでした。「病気の原因は、間違った食事である」という内容だったからです。議会は騒然とし、公表は控えようという意見も続出しました。しかし、この調査委員会の委員長だったマクガバン氏は、公表に踏み切ったのです。

報告書は「マクガバン報告」と呼ばれ、5000ページもの膨大なものとなりました。要点は、次のようなものです。

・がん、心臓病、脳卒中など、主要な死因となる病気の原因は〝間違った食事〟である。
・つまり、病気とは「食原病」である。
・とくに、高たんぱく質、高脂肪に偏った肉食中心の生活が間違いである。
・先進国ほど、不自然でひどい食事を摂っている。
・アメリカ人の野菜の摂取量が少なすぎる。
・また、加工食品の多食により、ビタミン、ミネラル、食物繊維が不足している。
・アメリカ人は砂糖を摂りすぎている。
・薬（西洋薬）では病気は治らない。

豊かになって病気も増えた

「マクガバン報告」で指摘されたことは、まさに、いまの日本人の食生活そのものです。動物性食品の多食や過食による「高たんぱく質」「高カロリー」「高脂質」、そしてパン、ラーメン、パスタなどの「高精白食（小麦粉食）」、野菜不足による「低繊維」。

どれも20世紀になり、先進国の一般人の間にも浸透した「飽食」や「美食」によるものです。皮肉なことに、こうした豊かな食生活が病気の原因だったのです。

いまとなっては信じがたい話ですが、19世紀には、アメリカでがんや心臓病、脳卒中の患者はほとんど見られませんでした。その時代、病気で死ぬのは、結核や感染症など、細菌やウイルスなどによるものでした。

しかし、食生活が豊かになるとともに、こうした病気が増えてきたのです。

がんや心臓病、脳卒中は、日本では「成人病」と呼ばれる病気です。アメリカや欧米の先進国と同じように、戦後、高度経済成長を経て、暮らしや食生活が豊かになるとともに、日本人に成人病が増えてきたのです。

「マクガバン報告」には、次のようなことが、結論的に書かれていました。

「医学は薬や手術に頼りすぎている」

「病気を治したり、病気に負けない根本は、体がもっている本来の修復力である」

およそ50年前の指摘ですが、じつに的を射ています。しかし、当時の欧米は、この大切なことを見逃していたのです。そして、いまの日本も同じような状況です。

みなさんは、病気になると病院に行きますね。そして医師の診断を仰ぎ、治療を受けたり薬を処方されたりします。そして、それを〝医学〟と思っています。

医師たちも同じで、ほとんどの人は「患者の病気を治す」のが医学だと思っています。

もちろん、それも医学にとって大切なことです。病気で苦しんでいる患者さんを救ってあげるのは、医師の務めです。そのために、人体の構造と働きを深く知り、病気を取り除く技術を習得しています。ゆえに医師には高い知識と豊富な経験が求められます。

それを否定するつもりはないのですが、しかし、医師として本当に大切なのは、「病気にならないように指導すること」であり、「病気になったときは、それを根本から治してあげること」なのではないでしょうか。少なくとも私は、そのように考えています。

私の治療法が他の医師たちと違うのは、このためです。

私の治療法は「原因療法・根本療法」と呼ばれるものです。そして、私の医療の中心にあるのが「酵素栄養学」です。

人はなぜ、病気になるのか？

間違った食事や、現代の生活習慣が、どのように病気をつくっていくのでしょうか？
それは、人間の体がどのようなサイクルで生きているか、を考えてみるとわかります。

【人間の体のサイクル】
・食物を食べる
↓
・口の中や、胃、腸で食物を消化し、栄養素に換える
↓
・栄養素を腸で吸収（不要な分は便として排出）
↓
・肝臓に一度、蓄えられる
↓
・血液になって、全身に運ばれる

・細胞（人体の組織の一部）になる
↓
・老廃物や有害物質は排泄される
↓

つまり、食べたものが血となり、肉となって生きているわけです。

人間の体では、常に細胞が生まれ、働き、死んでいき、新たな細胞と入れ替わる、というサイクルを繰り返しています。これを「新陳代謝」と言います。

ごく簡単に流れを説明しましたが、この新陳代謝は猛烈な速度で行なわれ、各細胞はそれこそ昼夜を徹して活動しています。もう、大変な働きっぷりです。

そして、このサイクルのどこかに問題があると、体は不調をきたし、病気になるのです。

ところが、病気になると、医師たちはこの根本原理を忘れているかのように、患部だけにスポットを当てて治療します。それはまるで、人体ではなく、機械を扱うような医療です。私に言わせれば、問題のある部分を〝修理している〟ようなイメージです。

しかし、これは根本治療とはほど遠く、いずれ同じことを繰り返します。あるいは、他のところに問題が生じます。やはり病気は元から絶たないとダメなのです。

私たちの体は食べたものでできている

世界的な栄養学者のロジャー・ウイリアムスは次のように言っています。

「あなたは、あなたが食べたもの以外からは、何ひとつ作られない」

つまり「食」こそが、私たちの「大元」で、健康の根本です。

悪いものや間違った食習慣があれば、組織は正常に作られず、あるいは正常に働かず、病気になってしまうのは当たり前なのです。

ひとつ、わかりやすい例を挙げて説明してみます。

・悪いものを食べたり、間違った食生活をする

↓

・細胞の入れ替えや、再生がうまく行われない

・胃や腸の働きが鈍ったり、炎症を起こす＝消化不良

↓

・腸の中に腐敗菌が繁殖

・大腸内の菌が、腐敗菌をエサにして大繁殖
↓
・腸内が腐敗し、アミン類というアンモニア群が大発生
↓
・肝臓から血液に入り、全身にばらまかれる
↓
・痛みや慢性病（生活習慣病や難病）が発生
↓

こうした病気の流れは、悪い食べものや悪い食生活だけでなく、過剰なストレスや乱れた生活習慣、喫煙などによっても生じます。

野菜や果物などを多く摂っていれば、酵素や食物繊維、ビタミン、ミネラル、ファイトケミカルなどが豊富に含まれるため、それが細胞を活性化させ、ブレーキの役割を果たしてくれるのですが、肉類中心の食事などでは、一気に悪い流れに傾いてしまうのです。

とくに腸を腐敗させる食物は、動物性のたんぱく質と乳脂製品だといえます。日本人が肉を多食し、野菜を食べなくなったのと同時に、病気が増えたのは、このためなのです。

酵素が不足すると病気になる

さて、ここからは「酵素」について、お話ししていきましょう。間違った食が病気の原因であると話しましたが、酵素はこの歯止めとなってくれるものです。

現代型の間違った食事や生活が病気の原因であることは確かなのですが、もうひとつ、健康と寿命には「酵素」が大きく関係している、と私は考えています。

「人間は、酵素が不足することで病気になり、酵素が極端に不足することで難病になる」

「酵素が体内からなくなった時点で、人間は寿命を迎える（すなわち死ぬ）」

近年では「酵素」が注目され、サプリメントや関連商品を見かけるようになりました。

酵素については、まだ研究の歴史が浅く、発祥地のアメリカで30年、日本では15年ほどですが、短期間のうちに、酵素のすばらしい力がわかってきています。

私と酵素との出会いは、「酵素の神さま」と呼ばれるアメリカのエドワード・ハウエル博士（１８９９〜１９８６）が書いた本によってです。『Enzyme Nutrition』（酵素栄養学）

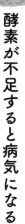

という本を読んだ私は衝撃を受けました。この本は、50年以上も酵素の研究をつづけたハウエル博士の集大成と呼べるもので、出版の翌年に、博士は亡くなりました。当時、この本を知っている日本人は、ほとんどいなかったのではないかと思われます。

博士の理論はすばらしく、「人はなぜ病気になるのか」という医学の根源的な問いに明快に答えてくれるものでした。それは私が考えていたことにも近いものでした。

そこで私は、博士の教えを診療に取り入れるようになったのです。

以来23年、私は、「酵素栄養学」を医療の中心におき、患者さんと向き合っています。

がんや難病の患者さんもいれば、治療法がないとあちこちの病院を〝たらい回し〟にされた人もいます。いわゆる生活習慣病や、病名のつかない不調に苦しむ患者さんもいます。

私は2時間ほどかけて、患者さんの話を聞き、病気の原因を探ることにしています。

すると、やはり、どの患者さんにも病気になる原因があり、それが見えてきます。

そうした患者さんに私がしてあげられるのは手術ではありません。原因を改善するためのアドバイスです。同時に、体の細胞が正常に働き、病気を克服できる環境とサイクルを整えてあげることです。酵素を使用するのは、患者さんの生体に元気を取り戻すためです。

こうした病気を根本から見つめる治療法により、病状は改善していきます。そのときだけの軽減ではなく、病気が本質的に治っていくのです。

酵素とは、どんなものか？

私たちは、食物を食べ、それを栄養素に変換することで、エネルギーを得たり、細胞をつくったりして生きています。

このときに欠かせないのが「たんぱく質」「糖質（炭水化物）」「脂質」のいわゆる3大栄養素。このほかにも「ビタミン」や「ミネラル」などを含めた5大栄養素、さらには「食物繊維」も人体を正常に機能させるには欠かせません。

そして、これらの大切な栄養素がきちんと働くようにサポートするのが酵素なのです。酵素がなければ、人間は生命活動ができないのです。

人間の体には、約100兆個の細胞によって構成されています。

そして、これらの100兆個の細胞は、それぞれが1分間に100万回の異なった化学反応を行っています。このとき、その化学反応が、正確に、そしてスピーディに行われるように、細胞に働きかけたり、手助けしたり、監視したりしているのが酵素なのです。

たんぱく質や糖質（炭水化物）、脂質の3大栄養素は、クルマにたとえるならガソリンのようなものです。いっぽう、酵素は、バッテリーのような役目を担っています。

ガソリンが満タンでも、バッテリーが切れていたら、クルマは動きません。

人間もこれと同じで、どんなに高級な食物でお腹を満たしても、どんなにバランスよく栄養を補給しても、酵素がなければ動けないのです。それこそ、息をすることも、まばたきすることもできません。話すことも、聞くこともできないのです。そもそも、口も動かせないので食べることもできず、食べたものを消化することもできません。

食べたものをエネルギーに換えたり、古い細胞と新しい細胞を入れ替えたり、傷ついた細胞を修復したり、有害な毒素や老廃物を排泄したり、人間が生きるため、人体を正常に動かすために行っている地道な活動は、すべて酵素の力によって成り立っているのです。

つまり、酵素は、人体という工場の中で働いている作業員のようなもの、といえばわかりやすいでしょうか。他の栄養素は工場の〝資材〟になったり〝動力〟になったりしますが、酵素だけは〝作業員〟となるのです。作業員が不足したり、いなくなったりすれば、工場の活動は止まってしまったり、事故が起きたりします。

人体において、それは病気や死を意味します。そうした重要性から、ハウエル博士は酵素のことを「生命の光」と呼んでいますが、私は「生命力そのもの」だと思っています。

酵素の種類と役割とは

酵素には、大きく分けて2種類あります。
「体内酵素」と「体外酵素」です。
「体内にある酵素」か、「体外から取り入れた酵素」かの違いです。

この2つの酵素は、その役割によって、さらに4つに分類できます。
・体内酵素　⬇　「消化酵素」と「代謝酵素」
・体外酵素　⬇　「食物酵素」と「腸内細菌の酵素」

【体内酵素の役割】
体内酵素は、現在わかっているだけで、2万種類以上あり、細胞内で作られます。
そのうち「消化酵素」の役割をしているのは24種類。
それ以外のほとんどは「代謝酵素」の役割をします。
具体的な役割は、次のようなことです。

・消化酵素……食物を消化し、エネルギーに換え、吸収する作業をします。この酵素がなければ、食べたものは消化されず、栄養素にもならないため、エネルギーや新たな細胞の元がつくられません。生命活動の大本にあたる大切な酵素です。

・代謝酵素……消化・吸収された栄養素を血や肉、骨に換える作業をします。また、細胞を修復したり、毒素や老廃物を体外に排出するなどの作業もします。人体がスムーズに、正常に活動するためには欠かせない大切な酵素です。

ちなみに「代謝」には、大きく分けると、以下の4つの作業があります。

①エネルギーをつくり、体を動かす代謝……この代謝が活発なら、エネルギーが効率よく生産され、体は正常に働きます。疲れにくく、太りにくい体質になります。

②新陳代謝……体の組織や細胞を再生したり、入れ替えたりします。この代謝が活発だと、全身の細胞がどんどん生まれ変わり、健康で美しい全身を維持しやすくなります。

③排泄と解毒の代謝……体内の余分なものを汗や尿、便として体外に排出したり、アルコールを分解したりします。老廃物がきちんと排泄されれば、腸内環境は良好になります。

④免疫力と修復力を高める代謝……この代謝が鈍ると、風邪からがんまで、あらゆる病気に冒されやすく、ストレスやケガなどにも弱くなります。活発なら抵抗力が生まれます。

体外酵素は減少した体内酵素を補う

体外酵素は、体外から取り入れた酵素で「食物酵素」と「腸内細菌の酵素」に分かれます。この分類は〝酵素の働き〟によるものではなく、その酵素をどこから取り入れるかという〝酵素の出身地〟によるものです。

酵素の働きとしては、体内酵素とほぼ同じ。

つまり「消化」と「代謝」が主な仕事になります。

しかし、この体外酵素がないと、人間の体は正常に働けなくなります。なぜなら、体内酵素だけでは、酵素が不足してしまうから。外から補わないと、体内だけでは、十分な酵素を確保できないのです。

しかも、体内酵素は、年を取るとともに減り、力も弱まってきます。中年以降は、体の中で、酵素不足が深刻な状態になっている。そんなときに〝救世主〟となってくれるのが、体外酵素というわけです。

2つの体外酵素とは、それぞれどんなものなのでしょうか。

代謝の4つの働き

1 エネルギーをつくり体を動かす代謝

疲れにくい体
太りにくい体に！

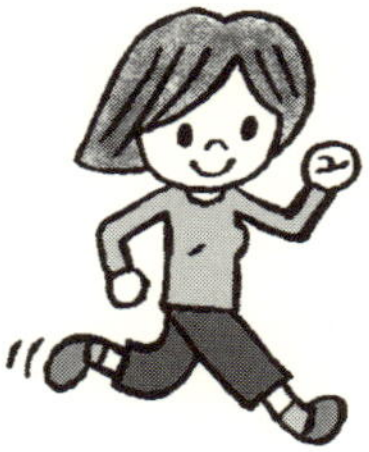

2 新陳代謝

血液や肌、髪の毛も美しく！
全身の脂肪がイキイキ！

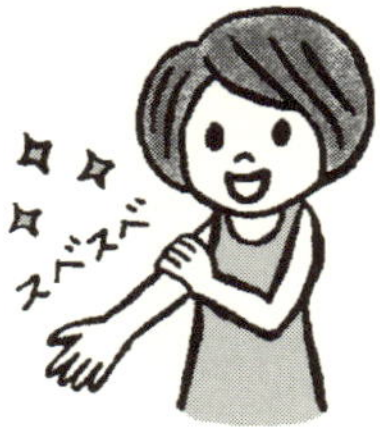

3 排せつと解毒の代謝

不要なものを排せつし、
体の中から健康に！

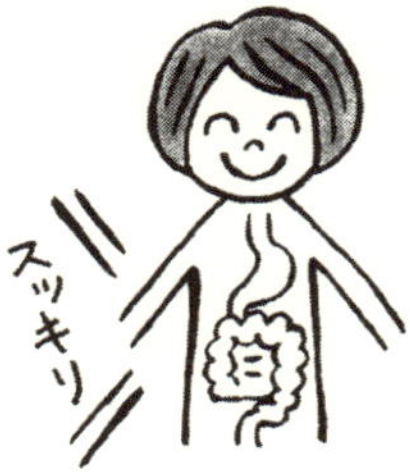

4 免疫力と修復力を高める代謝

傷ついた細胞の修復をし、
外からくる敵にも強くなる！

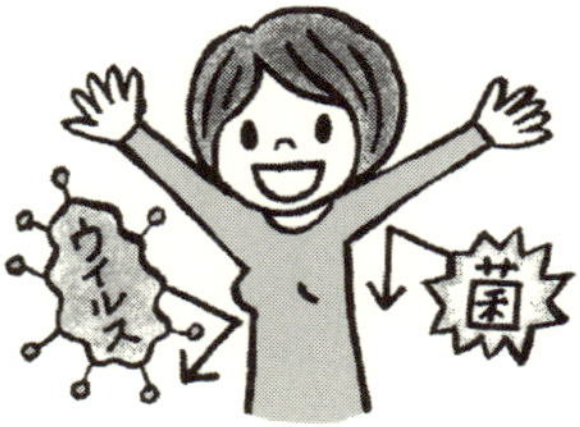

①食物酵素……その名の通り、食物から得られる酵素で、生の食品などに多く含まれます。
その代表は生野菜とフルーツで、食物酵素の宝庫です。生の魚にも含まれます。

また、納豆や味噌、漬物などの発酵食品も、食物酵素たっぷりの食品です。

食物酵素には、食べたものを「消化する力」や「分解する力」があります。

②腸内細菌の酵素……私たちの腸（主に大腸）には膨大な細菌が棲んでいます。この腸内細菌には「善玉菌」と「悪玉菌」がいます。
腸内細菌は、私たちが食べたものを栄養源として生きています。善玉菌は、食物を分解・合成して発酵させながら増殖し、同時にさまざまな「代謝物」を生み出します。

腸内細菌（善玉菌）の酵素は、体内酵素と同等の働きをします。しかし、さらに善玉菌の酵素がすごいのは、体内の細胞がつくるより150倍も多くの酵素をつくることです。

しかも、体を正常に働かせる「代謝物」も生み出してくれるという、おまけつきです。


不思議なのは、なぜ「腸内細菌の酵素」が〝体外酵素〟なのか？

腸は、口から肛門までつながる1本の長い管の一部です。この管は、体内にありますが、肌と同じで常に外部からの刺激にさらされているため、「内なる外」と考えられ、医学的には〝体外〟とされるのです。

日本人の食生活は体外酵素の宝庫だった

「食物酵素」は、生の野菜やフルーツ、そして味噌や納豆などの発酵食品に多く含まれていると話しました。また「腸内細菌の酵素」は食物を発酵させながら、善玉菌を増やし、さらに、新たな代謝物も生み出すこともお話ししました。

読者の中には、ピンときた方もいたのではないでしょうか。

そうです。体外酵素は、日本人の食事に多く含まれるものなのです。

衛生観念の行き届いた日本人には、食物を生で食べるという食文化があります。

いっぽうで、納豆や漬物、味噌や醤油など、食材を発酵させ、保存食として長持ちさせる知恵も持ち合わせています。

つまり、酵素の存在など知らなかった昔から、そうした食材が体によいことに気づき、その食文化を磨き、習慣として受け継いできたのです。

かつての日本人は、野菜や穀物など植物性の食品を中心に食べていました。こうした食習慣は、長い時間をかけて日本人の体質も変化させました。

たとえば、日本人の腸は、欧米人にくらべて2ｍほど長く、9ｍもあるのですが、これは植物の消化・吸収に時間がかかるためです。

また、胃酸の分泌量が少ないのも、肉などを食べる習慣がなかったためです。動物性のたんぱく質は腸内で腐敗しやすく、そのため肉食の欧米人は早く消化しようと、日本人の2倍もの胃酸を分泌します。

膵臓が小さいのも、米を主食としてきた日本人の体質です。小麦粉などにくらべ、米は糖度が低く、インスリンの分泌量が少なくて済んだため、膵臓が小さいのです。

ところが、長い時間をかけて築き上げてきた日本人の食文化は、ここ数十年で、一気に変わってしまいました。日本人の体質を無視した食生活をするようになったのです。

食卓からは、植物性の食品が減り、動物性食品が増えていきました。

また、主食も米が減り、小麦粉製品が増えています。

いわゆる〝欧米型の食事〟ですが、これは日本人の体質に馴染まないものです。

その結果はどうでしょう。がんや心臓疾患、脳卒中、糖尿病などが激増していることは、これまでにもお伝えした通りです。子供たちの肥満やアレルギーは増加し、お年寄りの5人にひとりが認知症という時代もそこまできています。

食生活を数十年前の日本に戻すのは難しいでしょう。でも、野菜やフルーツ、発酵食品を増やしたり、肉食の機会や量を減らすなど、食生活を見直すチャンスだと思うのです。

酵素を大事に使うと長生きできる

ふたたび話を「体内酵素」に戻します。

じつは、体内酵素は、一生のうちで生産される量が決まっています。

また、毎日作られるのですが、一日の生産量も決まっています。


しかも、一日の生産量は、年齢と共に少しずつ減っていきます。

人間が寿命を迎える頃には、ごく少量だけの生産となっています。

つまり、体内酵素が、ほぼ底をついたときが、人間の寿命。死を迎えるときなのです。

少しだけ体内酵素を残しておいて死ぬのは、自然の法則で、他の動物も同じです。じつは、体内酵素は自分を溶かすために、体に残しておくのです。


生まれたばかりの赤ちゃんの酵素量は、高齢者の数百倍もあると言われます。

酵素をつくる力は20歳頃ピークを迎え、40歳を超えると急激に衰えます。

さらに、酵素そのものの力も、年を取ると弱くなっていきます。

中年になって、疲れが抜けにくいとか、お酒が翌日まで残りなどと感じている人もいるでしょう。これは酵素の量やパワーが減少してきた証拠なのです。

一生の酵素の量が決まっており、さらに加齢とともに減少、減退していく。これがわかっているなら、とるべき方法は次の2つです。

①体外酵素の量を増やすこと（酵素の〝補てん〟）
②酵素をムダ遣いしないこと（酵素の〝省エネ〟）

①の酵素の〝補てん〟には、生の野菜やフルーツ、発酵食品を増やすことです。
②の酵素の〝省エネ〟は、酵素がどのように消費されるかを考えればわかります。
体内酵素には、「消化」と「代謝」の働きがありましたが、この作業に使う労力を減らしてあげればいいのです。

ここで知っておいてほしいのは「消化」と「代謝」のバランスです。消化の作業に酵素をたくさん使ってしまうと、代謝に使える酵素が減ってしまうのです。

1日の酵素量は決まっているわけですから、片方がムダ遣いすれば、もう片方は貧乏生活をすることになってしまいます。使いたくても、使える酵素がなくなってしまうのです。

消化酵素を少なくする

いまの日本人は、全体的に「食べすぎ」の傾向にあります。

じつは「1日3食」ということ自体が、すでに食べすぎなのです。

さらに、動物性たんぱく質（肉食）や高脂肪食品、悪い油、添加物や人工甘味料が入った食品などが、生活にはあふれています。

過食やそうした食品を食べれば、消化作業が大変になり、消化酵素が多く使われます。

つまり、知らず知らずのうちに、消化酵素のムダ遣いをしているのです。

このため「代謝」に回せる酵素が少なくなっています。

こうなると、代謝の働きは衰えます。エネルギーが不足し、新陳代謝がうまく行えず、細胞や組織はいきいきと動かなくなります。

また、排泄や解毒がうまく行えず、体の中に毒が回ることになります。

さらに、免疫力も低下し、ウイルスや細菌などを撃退できず、ストレスなどのダメージにも弱くなってしまいます。

つまり、健康な体を維持できなくなり、病気になりやすい体になってしまうのです。

前述したように、私たちの体には、100兆個の細胞があり、1つの細胞では1分間に100万回の化学反応をしています。また、1日に1~2兆個の細胞が生まれ、同じくらいの数の細胞が死んでいきます。

こうした細胞の働きのすべてに代謝酵素が〝作業員〟として関わっています。

代謝には莫大な量の酵素が、必要なのです。

それなのに、現代の食生活では、消化に酵素を浪費しており、代謝に使える酵素が圧倒的に不足してしまっているのです。

さらに、現代型の生活は、この酵素不足に追い打ちをかけています。

ストレスの多い生活、睡眠不足、喫煙、過度のアルコール摂取、さらには、CO_2（二酸化炭素）や排気ガスで汚れた、電子機器から飛び交う電磁波など、体内では代謝酵素がフル稼働しなければならない状態なのです。

ここに〝代謝酵素の不足〟という事態が生じれば、もはや体は持ちこたえられません。

これまでに考えられなかった病気が蔓延するのも、当たり前のことなのです。

こうした状況から身を守るために、私たちにできることは、まずは少食を心がけ、代謝に回せる酵素を増やすことです。そして、減っていく酵素を食べものによって補ってあげることです。もちろん、酵素阻害剤を解除する、発芽玄米の取り組みもそのひとつです。

人間の「酵素貯蔵量」は150歳分

体内酵素は年齢と共に減少していく、と話しましたが、それは携帯電話やスマホ（スマートフォン）のバッテリーに似ています。

携帯電話もスマホも、購入したときは長時間使用できますが、1〜2年すると、いくらフル充電しても、使用時間はどんどん短くなってきます。

これは携帯電話の中に組み込まれたバッテリーの量が減ってくるからです。バッテリーの量はあらかじめ決まっており、それがなくなると携帯電話も寿命を迎えます。

人間も同じで、いくら体外から酵素を補充しても、加齢とともに生産量はじょじょに落ちていきます。その結果、老化し、病気になりやすくなり、やがて衰弱し、死んでいきます。

体内酵素がほとんどなくなったときが死です。

残念ですが、これは仕方のないことです。

しかし、いつか死ぬのはやむを得ないとしても、ゆっくり減るようにしてあげれば、健康に生活できる時間は増え、長生きもできます。また、いざ死ぬときも、楽に逝けるのです。

私は、人間の「酵素貯蔵量」は150歳分くらいあるのではないかと考えています。

酵素をムダ遣いしなければ、これくらいは生きられる。

4000年前の古代バビロニア（いまのイラクの辺り）の人々は、180〜200歳まで生きたことが、当時の人骨を調べた結果、わかっています。

また、縄文時代の日本人も150歳以上の長寿だった、という説があります。

バビロニアは当時、いまとは違う緑の楽園だったと考えられていますし〝酵素たっぷりの食事〟をしていたのでしょう。縄文時代の日本も同じです。

〝酵素たっぷりの食事〟とは、次のようなものです。

・ロー・フード（生食）

・プラント・フード（野菜と果物）

・ホール・フード（食物を丸ごと食べる。ただし、種は酵素阻害剤なので食べない）

いわゆる「ナチュラル・ハイジーン」といわれるものです。

ちなみに、このナチュラル・ハイジーンという健康理論を日本に紹介した松田麻美子さんは「1日3食を消化するエネルギーは、フルマラソンにも匹敵する」と言っています。

消化は、それほど体に負担がかかり、大量の酵素を使う作業なのです。

酵素をよりよく生かすには

私たちは代謝がうまくいかなくなると病気になります。しかし、現代人は、全体的に「代謝酵素」が不足した状態にあるようです。これは消化に酵素を使いすぎているからです。

代謝は「入れ替え、再生、解毒、排泄、免疫、運動エネルギー」などの作業を担当していますが、代謝酵素が不足していれば、こうした活動がおろそかになり、病気になります。

次のようなことを心がけると、消化酵素は節約できます。

・食べすぎない（腹6分目から7分目を心がける）
・1日2食（朝食は抜くか、食べても野菜やフルーツ）
・夜食は食べない（とくに20時以降は食べない）
・加熱食ばかりにしない（生のものや低温調理のものを増やす）
・糖化したものを食べない
・高脂肪のものを食べない
・動物性たんぱく質を食べすぎない

などです。

酵素は高温に弱い

じつは「酵素は熱に弱い」という特性があり、次のような温度で〝失活〟します。

・48℃に、2時間さらされる
・50℃に、20分さらされる
・53℃に、3分さらされる
・それ以上の温度にさらされる

「失活」とは酵素の機能が失われた（酵素が働かなくなった）状態のことです。

これらの温度と時間によって、酵素の扉の鍵が壊れ、扉が開かない状態になります。酵素そのものが消えたわけではないのですが、中から作業員が出てこらないのです。

そして、一度失活してしまうと、温度を下げても元には戻りません。

私が加熱食ではなく、生食を勧めるのはこのためです。

いっぽう、冷凍すると、酵素は休眠した状態になります。でも、ゆっくり解凍してあげると、眠りから覚め、いつものように働きはじめます。

酵素は睡眠中に生産される

睡眠の大切さは、誰もが知っているでしょう。寝不足のときには、頭がぼーっとして、体も動きません。食欲もわかないし、イライラして心も落ち着かなくなる。体力も落ちます。これは睡眠が阻害され、代謝が不十分だった影響です。

じつは、私たちは、寝ている間に生まれ変わっている。睡眠中に代謝によって、私たちは再生されているのです。細胞が新たに作られ、不要なものや古くなった細胞と入れ替わります。また、傷ついた細胞の修理なども行われます。

疲労困憊で眠りについても、翌朝、目が覚めると元気になっているのはこのためです。

もちろん、代謝は日中も行われるのですが、細胞はそのときの活動を優先し、代謝は後回しにされます。そして夜間、睡眠中に、じっくりと集中して代謝が行なわれます。

よって、睡眠中は大量の代謝酵素が消費されます。

しかしいっぽうで、睡眠中には、体内酵素が大量に生産されてもいるのです。

翌日の活動に備え、細胞は、1日分の体内酵素をつくり、チャージします。

もし、この時間に眠らずに、活動していたら、どうなるでしょう？

代謝が十分に行なわれず、さらに、体内酵素の生産量も不足するとなれば、私たちの体は大きなダメージを受けます。全身にある100兆個の細胞のひとつひとつが活力を失っていけば、人体は正常に機能しなくなります。

その結果、最初は小さな不調が生じ、見えないところでは大きな病気が進行することになります。免疫力も低下し、ウイルスや細菌にも簡単にやられてしまうでしょう。

脳も大きなダメージを受けます。記憶の定着は夜間の睡眠中に行われますが、そうした脳内の整理ができなくなれば、思考力や判断力は鈍り、心は乱れます。

現代人の睡眠時間は減少していますが、その影響は深刻だと私は思っています。

睡眠は、食べることと同等に大切なもの。「寝るのがもったいない」とその時間に活動するのは、私から言わせれば〝自殺行為〟です。睡眠ほど重要な時間はないのです。

それを理解し、毎日、7〜8時間は、ゆっくり眠るようにしたいものです。

お年寄りは1日の多くを寝て過ごしますが、それは体内酵素をつくるためです。酵素の生産力が落ちるため、長い時間をかけてつくり、チャージしようとしているのです。

また、睡眠の時間帯も重要で、23時には床に就くようにしましょう。

人体には、生まれながらの「活動周期」があり、夜の8時〜朝の4時までは、体が栄養を吸収し、集中的に代謝を行う「吸収と代謝」の時間帯だからです。

食物繊維は腸の救世主

ここまでは、酵素の働きについて書いてきましたが、ここからは「食物繊維」について、お話ししましょう。

これまでお伝えしてきたように、私たちの健康の中心は「腸」です。腸がきれいで健康なら、体は快調で、病気知らずでいられます。いっぽう、腸が汚れて不健康なら、体のあちこちに不具合が生じ、大きな病気を招きます。

このため、私が行なう医療では、腸の健康を何より優先しています。そして、腸を健康にするために「酵素食」に注目し、研究を進めてきたわけです。

さらにもうひとつ、腸の健康で大切にしたいのが「食物繊維」です。

食物繊維は、いままでは5大栄養素に次ぐ「第6の栄養素」として注目されていますが、かつては「食べもののカス」と考えられていました。

食物繊維は炭水化物の一種ですが、強力な消化酵素でも消化できず、大腸まで到達します。このため体内には吸収されず、厳密には〝栄養素〟とは呼べません。

食物繊維は、言うなれば「食べ物のカス」であるため、かつては栄養的にも、健康を考えるうえでも、まったく注目されていませんでした。むしろ、何の役にも立たない〝無用の長物〟と考えられていました。

ところが、いまでは、食物繊維は〝カス〟どころか、健康には必要不可欠の成分であることがわかってきたのです。

文字通り、食物繊維は食物に含まれる筋状の物質です。まさに繊維。その意味では〝カス〟なのですが、それが腸に残った老廃物を絡め取り、排出してくれます。

結果として、それは腸内の環境をよくし、全身の健康にもつながります。栄養の入口である腸は、まさに〝健康の要〟ともいえる部位だからです。

食物繊維の重要性を世界に訴えたイギリスのデニス・バーキッド博士は、「すべての成人病の根源は、20世紀の食生活が食物繊維を失ったことにある」と言っているほどです。

厚生労働省の「国民健康・栄養調査」によれば、日本人の食物繊維の摂取量は戦後、減少の一途をたどっており、1947年には一人当たり28gでしたが、2015年には14・5gと、およそ半分に減っています（辻啓介ら：日本家政学会誌, 45(12), 1079, 1994）。

そして、食物繊維の摂取量が減るとともに、さまざまな病気が増えているのです。

日本人の糞便量と食物繊維と野菜摂取量

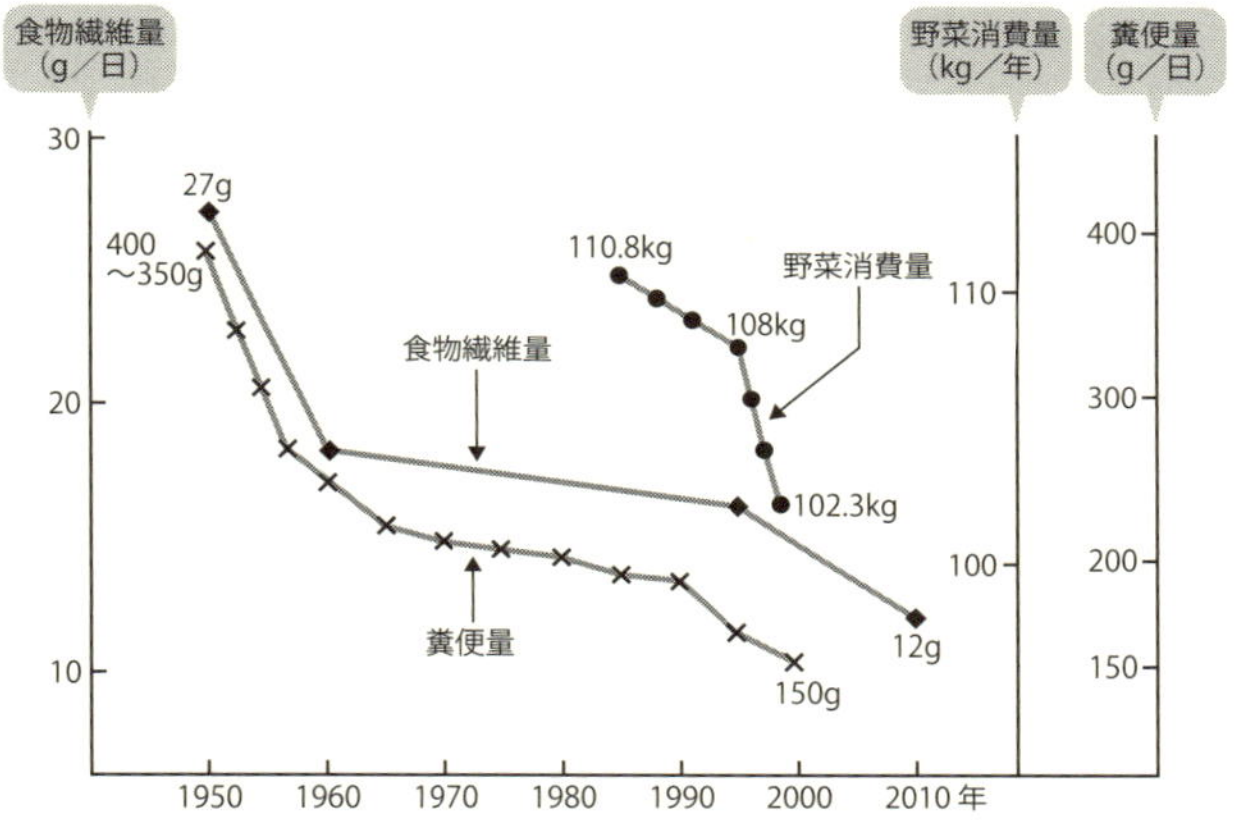

食物繊維摂取量とうつ病との関係

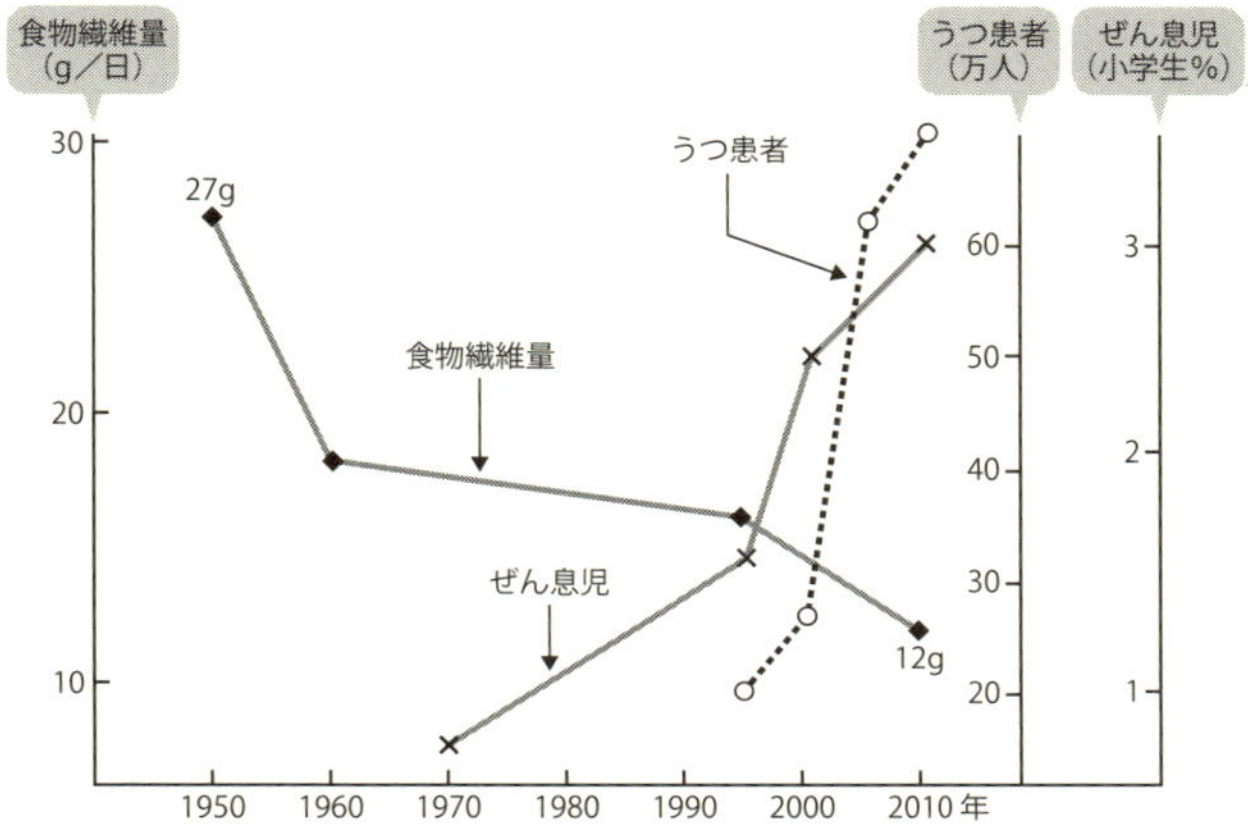

『アレルギーの9割は腸で治る!』藤田紘一郎著/大和書房より引用

食物繊維の効果とは

玄米に含まれる食物繊維の割合は3％ほどです。しかし、発芽玄米にすることで4％まで増えます。

たしかに、発芽玄米の食物繊維は、ほかの野菜やフルーツよりもやや多いのですが、それでも私は、少し足りないと思っています。

そこで、鶴見式「超健康・玄米完全レシピ」では、食物繊維の豊富な食材を加えるようにしました。「海藻類」「きのこ」「稗《ひえ》・粟・黍《きび》などの雑穀」「いも」などです。

わが国では、食物繊維の1日当たりの目標摂取量を20～25gと定めています。しかし、私はそれでは少なく、30～40gが理想だと考えています。

これくらいの量を摂取しないと、「良い大便」がしっかりと出るはずがないからです。

ちなみに、現在の日本人は、14・5gしか食物繊維を摂取できていないので、いまの2倍以上摂ることが望まれます。

食物繊維には、次のような効果があると、私は考えています。

【食物繊維のすごい効果】

・便の一部となり、便量を増大する
・このため便秘を防ぐ
・発がん物質や有害菌、有害物質を吸着し、体外に排出する
・腸をはじめ、消化管の働きを活発にする
・糖の吸収速度を遅くし、食後の急激な血糖値の上昇を防ぐ
・唾液の分泌を促す
・胆汁酸を吸着し、体外に排泄する
・コレステロールの余分な吸収を防ぐ
・ナトリウムの過剰を防ぐ
・腸内の善玉菌のエサとなるため有用菌が増え、腸内環境を改善する
・お腹が満たされるため、過食しにくくなり、カロリー制限できる
・粘性の食物繊維ほど、小腸に分泌される膵液と胆汁の液や酵素の量を多くする
・腸の蠕動を活発にし、内容物をすみやかに移動させる（体外に排出しようとする）
・水溶性食物繊維は短鎖脂肪酸をつくり、これがありとあらゆる良好な働きをする

※ざっと羅列しましたが、説明が必要なものについては、このあとお話しします。

食物繊維には2種類ある

食物繊維には、水に溶けるタイプと、水に溶けないタイプの2種類があります。水に溶けるものは「水溶性食物繊維」、水に溶けないものが「不溶性食物繊維」です。じつは、近年、不溶性ではなく「水溶性食物繊維」に注目が集まっています。それぞれの利点を見ていきましょう。

【水溶性食物繊維】

このグループには、「ペクチン」「植物ガム」「グルコマンナン」などがあります。海藻や藻類の細胞に含まれる「アルギン酸」や「寒天」、動物性の「キトサン」もこの仲間です。

水溶性食物繊維の特徴は、なんといっても水に溶けること。それによってネバネバとなり、ゼリー状にふくらむのです。

このネバネバゼリーが、コレステロールや胆汁酸を吸着し、腸から入る量を抑えてくれます。コレステロールとは脂(脂質)の一種で、細胞膜やホルモンの材料になる大切な成分なのですが、増えすぎると血液の中に残り、血管を酸化させます。つまり、血管をボロボロにしてしまう元なのです。このため「コレステロールは害」などと言われるわけです。

胆汁酸は、脂肪を溶かす消化液で、コレステロールからつくられます。ネバネバゼリーが胆汁酸を吸着してしまうと、体はあわてて胆汁酸を作ろうとします。このとき血液中の余分なコレステロールを材料にするため、血液はきれいになるというわけです。

これが水溶性食物繊維のネバネバゼリー効果です。これによって、動脈硬化や高コレステロール血症、虚血性心臓病、脳血管疾患、胆石などの予防が期待できます。

また、ネバネバゼリーは、食物の取り囲み〝くず湯〟のようにします。このため、腸への吸収がゆっくりとなり、食後の血糖値の急上昇を抑えてくれます。これによって、インスリンの量が抑えられ、糖尿病の予防となります。肥満、高脂血症、高血圧の予防にも効果があります。

さらに、ビフィズス菌などの善玉菌を増やします。これによって、発がん物質などをつくる悪玉菌の増加が抑えられるなど、腸内細菌叢のバランスがよくなります。

このように、水溶性食物繊維のネバネバゼリーには、体調改善と病気予防の効果があるのですが、それ以上に、近年、注目を集めている利点があります。

それは「短鎖脂肪酸」をつくりだすことです。後でお話ししますが、短鎖脂肪酸は、免疫力を高めたり、大腸の細胞を再生させるなど、重要な役割を果たしています。

【不溶性食物繊維】

このグループには、「セルロース」「ヘミセルロース」「リグナン」「グルカン」「キチン・キトサン」などがあります。

〝不溶性〟なので、水に溶けないのは当然ですが、水分をたっぷり吸収するのが特徴です。水を吸い、数倍から数十倍にふくれ上がります。つまり〝かさ〟が増すのです。

腸の中でふくれるため、腸壁を刺激し、蠕動《ぜんどう》運動を高めます。腸は収縮し、中にある食べものの残りカス（便）などを移動させ、排便を促すのです。

このとき、食物繊維は水でふくれているため、便は大きく、柔らかくなります。

このため、するっと、長いうんこが出るようになります。便秘の解消だけでなく、長く腸内に留まっていた〝宿便〟を取り除きます。

腸内に残った食べ物のカスは、腐敗し、有毒ガスを発生させます。このガスは血液の中に入って、全身に運ばれ、さまざまな不調や病気の原因になります。

また、この残留物には、発がん性や有害重金属が含まれることもあり、腸内の長く留まると、がんや難病の引き金になります。

近年、大腸憩室という病気が増えていますが、これも不溶性食物繊維が不足しているためと考えられます。

大腸憩室とは、大腸の一部がぷくっと小さな風船のようにふくれることです。便が小さく硬いと、排便しにくくなりますが、腸はそれでも出そうと力み、腸壁の筋肉はこわばり、高い圧力がかかります。すると、腸内の圧力に耐えきれなくなった一部が、ぷくっとふくれてしまうのです。

この憩室が炎症を起こしたのが大小憩室炎です。腹痛、下痢、出血などが起こります。

便秘がちの女性には、痔疾の方が多いのですが、これも硬くて小さい便による害です。スムーズな排便を望むなら、便秘薬ではなく、不溶性食物繊維の摂取により、便を大きく柔らかくしてあげることが根本的な改善策です。

不溶性食物繊維によって、便通が正常になり、腸内の有害物質を取り除けば、次のような病気の予防につながります。

・便秘　・がん　・憩室　・感染症
・肥満　・高脂血症　・虫歯　・心疾患
・高血圧　・裂孔ヘルニア　・脳卒中　・動脈硬化
・痔　・静脈瘤　・虫垂炎　・甲状腺病　……など。

虫歯からがんまで、ありとあらゆる病気は腸内の環境不良から起こるのです。

健康なうんこ、してますか？

日本人の1日の便量は平均200g前後と言われています。300〜400gが理想的と言う専門家もいますが、私は400〜500gくらいの便がよいと考えています。量だけでなく、次のような状態のものなら理想的です。

【理想的な便】
・かたち　：太い、長い、しっかり
・におい　：いわゆる便臭ていどで臭くない、まったく臭わない
・状態　　：やや水に浮く
・排便回数：1日2〜3回

理想の便をつくるのが食物繊維です。

鶴見式「超健康・玄米完全レシピ」では、発芽玄米に海藻類、雑穀、いも類などを加え、豊富な食物繊維を摂れるようにプログラムされています。

以下のような食材には食物繊維が多く含まれます。レシピに加えてもよいですが、副菜やデザートとして積極的に食べることをオススメします。

【水溶性食物繊維を多く含む食品】

・フルーツ全般（よく熟したものほどよい）
・とくに、りんご、バナナ、キウイフルーツ
・わかめ、昆布、もずくなどの海藻類
・山芋、こんにゃく

【不溶性食物繊維を多く含む食品】

・玄米（発芽玄米）
・全粒の穀物全般
・大豆などの豆類
・ごぼう、サツマイモなどの根菜類
・野菜全般
・しいたけなどのキノコ類

短鎖脂肪酸の働きと不足によって起こる病気

水溶性食物繊維のネバネバゼリー効果についてはお伝えしましたが、さらに見逃していけない大きな働きが、「短鎖脂肪酸」を生み出すということです。

短鎖脂肪酸の働きは、じつに幅広く、また健康に深く関わっています。大腸でつくられるため、大腸での働きが主になりますが、小腸でも大活躍します。短鎖脂肪酸が出ないと、次のような病気が発生します。

【短鎖脂肪酸が出ないことによる病気】

- 胆管炎、胆管がん、胆のう炎、胆のうがん
- 膵炎、膵がん
- 糖尿病
- 胃炎、胃潰瘍、食道炎
- 生活習慣病全般
- 心臓病、呼吸器疾患

・アルツハイマー病、うつ病
・眼や耳や鼻の病気

【短鎖脂肪酸の働き】
・大腸の粘膜の原料になる
・大腸の上皮細胞の主なエネルギー源となる
・食物が入ってこないときにも大腸を収縮させる（腸閉塞を防ぐ）
・大腸や小腸の粘膜細胞を増やす（悪玉菌を抑え、炎症を防ぐ）
・大腸の蠕動《ぜんどう》運動をうながす（排便を正常にし、便秘を防ぐ）
・全身の98％の粘液になる
・糖新生の材料になる（糖質が入らないときに力を発揮する）
・がん細胞を自滅に追い込む
・ミトコンドリアを活性させる（質の高いエネルギーになる）
・ミネラルの吸収を助ける
（とくにカルシウム、マグネシウム、亜鉛、鉄、マンガン、セレニウム、クロム、硫黄など）
・腸内の免疫力を高め、あらゆる病気の予防に関与
（とくに糖尿病、がん、脳卒中、心疾患、胃潰瘍の予防因子として貢献）

このように、ありとあらゆるところで、短鎖脂肪酸は活躍しています。

全身の粘液となる働きについては、じっさい、こんな例があります。

私の病院に来院した患者さん（75歳・女性）には、「唾が出ない」という症状がみられました。唾液が出ないため、食物を飲み込みにくく、風邪なども引きやすい。

いま話題の誤嚥性肺炎の危険性も高まります。これは食物や唾液が食道ではなく誤って気管から肺に流入し、そこで細菌が繁殖して炎症を起こす病気です。

私は、この女性の唾が出にくいのは、短鎖脂肪酸が出ないためだろうと判断し、「便秘していませんか？」と聞きました。便秘すると、短鎖脂肪酸は出にくくなり、全身の粘液が不足するため、唾も出にくくなるのです。案の定、その患者さんは、便秘でした。

「先生、その通りです。ひどい便秘で、5～7日に1度しか出ないのです」

これはたいへん。それだけ便をため込んでいたら、腸の中は腐敗物だらけになっているはずです。そこで大量の水溶性ファイバー（食物繊維）サプリメントと、酵素サプリメントを与え、毎日飲むように言いました。

2か月後、その患者さんが来院されました。そのときには唾もよく出るようになっており、便秘もすっかり改善していたのです。

8章 ● 鶴見式・現代養生訓

●発芽玄米だけでは安心できない

ここまで、発芽玄米がなぜいいのか、どう食べたらいいのか、ということを中心にお話ししてきました。そして、その中で、「糖化」の害や、酵素、食物繊維の大切さについても、お伝えしてきました。なにより「食こそが健康の元」であること。そして「腸をよい状態に保つことが健康につながる」ことをご理解いただけたのではないかと思います。

発芽玄米は、栄養の宝庫です。そして私がオススメする「超健康・玄米完全レシピ」は、さらに豊富な食物繊維、ビタミン、ミネラルを加えたものです。腸の健康や体の細胞がいきいきと働くようプログラムされています。

しかし、もちろん、それだけを食べていれば健康でいられるか、といえばそんなことはありません。せっかくよいものを食べても、食べ方が間違っていたり、食事以外の生活習慣がでたらめなら、やはり体はダメージを受け、じょじょに弱ってしまいます。

たとえば「玄米と加熱菜食」中心の食事を勧める、「マクロビオティック」という考え方があります。玄米と野菜を中心とする食事は、体によいはずなのに、〝マクロビ的〟に加熱のみの食生活をつづけると、体が弱ってきます。

●マクロビをする人はなぜ、不健康そうなのか？

野菜は酵素の宝庫で、野菜食を中心とした食事は体によいと思われます。ところが〝マクロビ的〟に加熱したな食事をつづけている人の中には、不健康そうに見える人がいるのは事実です。現に私のクリニックにも、そうした人が多数、来院されます。マクロビは、老化や病気の遠因となる可能性が高いのです。マクロビを徹底的に実践しつづけた人で長生きした人は、あまりいないでしょう。

理由は言うまでもありませんね。野菜にはたっぷりの酵素が含まれているのに、それが加熱によって失活してしまうからです。

さらに、抗酸化栄養素の代表であるファイトケミカルやビタミン、ミネラルも、加熱によって、かなり少なくなってしまいます。とくにファイトケミカルは、ほとんどゼロになってしまうのです（野菜によっては、加熱してもなくならないものもあります）。

病気も老化も、すべては活性酸素による酸化が原因です。人間は酸素を吸って生きているため、生きている以上、必ず活性酸素が生じ、酸化してしまいます。

この仕組み自体は防ぎようがないのですが、それを少しでも遅らせることができます。

「抗酸化なもの」を食べることで、酸化による病気や老化に抵抗できるのです。

私が生野菜やフルーツ食を勧めるのはこのためです。

本来、マクロビの「玄米食＋野菜」を中心とした食事は、私の考えとも合致しています。玄米（発芽玄米）は大変すぐれていますし、野菜や豆類、いも類、海藻には、食物繊維をはじめ、よい栄養素がたっぷり含まれています。ただ惜しいのは、野菜などが「加熱して」となってしまっていること。加熱によって、酵素やファイトケミカルがなくなっていることが問題なのです。これは本当に惜しいことだと思っています。

それゆえ、マクロビの実践者は、そこに少しの野菜やフルーツを加えることをオススメします。それによってマクロビの欠点を、いくぶんかは補うことができます。

かつて生野菜には「体が冷える」というイメージがありました。またフルーツも「果糖で太る」などと言われていましたが、これは「常識のウソ」というものです。

野菜は煮たり茹でたりしたほうが量を多く食べられるため、「加熱がよい」とされたのですが、生が悪いという根拠はどこにもありません。というより、酵素やファイトケミカルを考えたら、生で食べなければ効果はないのです。同じ玄米推奨者でありながらマクロビの創始者である桜沢如一は生食を否定したため72歳でその生涯を終えました。対する二木謙三は93歳まで生きました。これは何を意味するのでしょうか。

もうひとつ、マクロビ実践者が不健康そうに見える理由としては、この本でお話ししてきたような〝玄米の害〟によるものでしょう。

正確には〝玄米の害〟と言うよりは、玄米の炊き方に問題があるために生じる害です。つまり〝未知だったゆえの害〟で、これまでそれは防ぎようにも防げないものでした。

健康によかれと思い、積極的にマクロビを実践してきた人が、逆に玄米の被害に遭うというのは、なんとも皮肉な話です。

でも、本書を読んだみなさんなら、もう大丈夫です。

くり返しになりますが、玄米に含まれる酵素阻害剤のアブシシン酸や、ミネラル・ビタミンなどを排除してしまうフィチン酸は、17時間の浸水によって無毒化することができます。また、圧力鍋を使って炊くと猛毒のアクリルアミドが出現しますが、これも土鍋やふつうの炊飯ジャーで炊けば、防ぐことができます。

このように、正しい知識を知らないために、不健康を招いていることは多々あります。

そこで、この本の最後に、これまでお伝えしてきたことと併せて、知らないと恐ろしい食習慣、生活習慣などを紹介します。どれもカンタンに実践できるものばかり。毎日続けているうちに、その効果をじょじょに実感できるでしょう。

①夜8時すぎの食事は病気の元凶

私たちの体には「生理リズム」というべきものが備わっています。

「夜は寝て、朝に起きる」という天体の動きとも一致しているのですが、体の中にもそのサイクルは刻まれています。

「食べものを補給・消化する時間」「栄養を吸収する時間」、そして「体のメンテナンスをする時間」「毒素を出す時間」というものが、じつは決まっています。

そのサイクルに沿って活動すれば、体には負担がかからず、正常に機能するのですが、これを無視すれば、体は次第に疲弊し、最後は病気になります。

さて、その「生理リズム」で言えば、食事は20時までに終わらせるべきです。病気を抱えている人なら19時までには終わらせましょう。

「夜間の食事は病気の元凶」と私は考えています。なぜなら、夜20時以降の食事は、驚くほど消化不良になるからです。深夜には消化能力が激減します。これは太陽の落ちた夜間、人間は物を食べなかったから。

これはどんなに若くても、健康な人でも、体を鍛えているスポーツマンでも同じです。

②長生きしたいなら朝食は抜くか、フルーツだけにする

前項の「生理リズム」がここにも関係しています。

人体は、次のような3つのサイクルで1日のリズムを作っています。

できるだけこの生理リズムに近づけることで、免疫力は高まります。

・朝4時〜昼12時 ⬇ 排泄の時間
・昼12時〜夜8時 ⬇ 栄養補給と消化の時間
・夜8時〜朝4時 ⬇ 吸収と代謝の時間

朝は排泄の時間で、毒素をしっかり出す時間です。この時間に食事をすると、胃腸は食物の消化に忙しくなり、肝心の排泄が阻害されます。

「いや、便はきちんと出ているから大丈夫」と言う人もいますが、そうではないのです。体は排泄に重点を置こうとしているので、本来は、胃腸がしっかり働かず、消化能力は落ちています。そこに食事をすると、食べ物が消化しきれず、腸の中に残ってしまうのです。

「朝、食べないと調子が上がらない。どうしても食べたい」という人は、酵素の多いも

のを少量だけ食べるとよいでしょう。

・フルーツ
・フルーツ＋生野菜のジュース
・生野菜おろし（大根おろしなど）
・生野菜サラダ

朝は胃に負担をかけたくない。でも、少しでも血糖値を上げたいというのはわかります。そのためには、酵素が豊富で、果糖のあるフルーツが理想的です。

ちなみに、朝食は「ブレックファースト」と言いますね。英語では「breakfast」と書きます。「break＝破る」「fast＝断食」で、その語源は「断食を破る」という意味です。

昔は18時頃に夕食をとってから、朝の7時頃まで食事をしないことが当たり前のことでした。食事をしないで胃腸を休ませる時間が13時間もありました。

つまり、13時間のプチ断食を、毎日していたのです。

おそらく、欧米でも、多少の時間の違いはあるでしょうが、こうした習慣は変わらなかったと思われます。

③「過食」はやっぱり万病の元

「腹八分目」は、かつての日本人が生み出した健康の知恵なのでしょう。でも、私は八分目でも食べ過ぎで、六～七分目でいいと思っています。「過食は万病の元」だからです。

人間の話ではないのですが、ちょっと面白いエピソードを紹介しましょう。

長崎のペンギン水族館に、ギン吉というペンギンがいました。ギン吉は世界一の長寿ペンギンとして知られ、39年9か月も飼育されていたようです。おそらく日本に来る前の期間があったことも考えると41歳くらいだったのではないでしょうか（推測です）。

じつは、この水族館のペンギンは、どのペンギンも長生きです。一般的にペンギンの寿命は18～20年とされています。でも、ここのペンギンは30～39年も生きるようです。

長寿の理由は〝断食〟にありました。この水族館では、6日間エサ（生魚）を与え、1日は完全断食をしているというのです。

腹八分目ではありませんが、胃腸を休ませることの大切さがわかりますね。

④夕食後すぐの睡眠は胃腸を腐らせる

「あ～食った。腹いっぱい」。ゴロンと横になり、お腹をポンポンと叩く。そんなお父さんが多いのではないでしょうか。

ここまでならOK。でも、このまま眠ってしまうのはいけません。

食べてすぐに眠ってしまうと、胃に食物が残り、消化しないからです。

その結果、胃の中で悪玉菌（とくにピロリ菌）が増殖します。そして、これが腸に入ります。

また、胃で未消化だった食物は、腸で消化されることになりますが、これは消化酵素の浪費にもつながります。さらに、腸でも消化できずに食べもののカスが腸に残る確率が高まります。

すると、さまざまな有毒物質が生じ、腸の中も腐敗します。消化に余計に酵素を費やした分、代謝酵素は少なくなり、胃腸だけでなく、他の臓器の働きが鈍り、全身の細胞も正常に働かなくなります。つまり、病気につながってしまうのです。

食後はすぐに眠るのではなく、ゆったりとした時間をすごしましょう。食後は、睡眠の準備のための時間と心得てください。

⑤深夜の活動は、確実に病気を招く

24時間営業のコンビニやファミレス、カラオケボックス、深夜も営業する居酒屋など、現代は眠るのが惜しくなるような誘惑がいっぱいあります。

「忙しくて眠れない」とか「夜勤で眠れない」という人もいます。

そんな方には申し訳ないと思うのですが、やはり、睡眠は夜にとるべきです。

先ほど話したように、人体には「生理リズム」が備わっているからです。

夜20時～早朝4時までは「吸収と代謝」の時間。ここで体は必要な栄養分を取り入れ、細胞のメンテナンスや再生を行います。この時間に睡眠をとらないと、ホルモンバランス、代謝、自律神経が大いに乱れることになります。

成長期には、この時間に体が大きくなりますので、夜更かしは厳に慎むべきです。

日中にいくら眠っても、夜ほどの睡眠効果は得られません。昼夜逆転の生活は、やがて、確実に病気を招きます。

遅くても23時には熟睡をする。良質な睡眠のために、部屋は暗くし、音はなくします。

「夜は元気に動くのではなく、元気を取り戻すための時間」と心得ましょう。

⑥早食いは、早死にの元

子供の頃からよく言われていることですが、実践できていない人がほとんどです。

その原因のひとつに、やわらかい食物が増えていることが挙げられます。よく噛まなくても飲み込めるものが多いのです。白米もそうでしょう。

また、現代人の忙しさも、その原因に加わります。駅の〝立ち食いそば店〟の前を通るとビジネスマンが大勢います。時間に追われているのでしょう。おそらく、よく噛まず、胃袋に食物を流し込むような食べ方をしているのではないでしょうか。

でも、やはり、よくよく噛むことは大切です。

食物の消化を助けるのはもちろんのこと、次のような利点もあるからです。

・脳が活性化する
・消化酵素が活性し、ムダ遣いも省ける（その分、代謝酵素に回せる）
・消化ホルモンが活性化する
・歯やアゴを鍛えることにもなる（虫歯・歯周病の予防、誤嚥性肺炎の予防にもなる）

ひと口30回を目指しましょう。満腹効果もあり、ダイエットにもつながります。

⑦歩かない人のがん死亡率は2倍

歩くこと（ウォーキング）はやはり、健康の基本です。

私たちはふだん、何気なく歩いていますが、多くの筋肉や関節を使っています。太もも、すね、ふくらはぎ、ひざ……。足だけではありません。お尻、背中、腰、腕、首など全身の筋肉を使っています。赤ちゃんはうまく歩けませんね。また、お年寄りの中には、うまく歩けない人もいます。歩くことは、さまざまな筋肉をバランスよく使わなければならず、じつは難しいことなのです。

また、内臓の働きも必要です。歩行中は多くの血液を全身に送るため、心臓や肺は活発に動きます。「足は第2の心臓」と言われますが、それは足の筋肉に、血液を全身に流すポンプ機能があるからです。歩くことで、さらに血流はよくなります。

歩かなければ、筋肉だけでなく、心肺機能をはじめとする内臓の働きが悪くなる。それにより全身の細胞も衰えます。毎日の歩行は、細胞が生き生きと働くためにも、必要不可欠なことなのです。免疫力もアップします。

理想は1日1万歩。距離にして6～7㎞です。でも、これだと1時間半くらいかかってしまいます。ですので、30分くらいでもかまいません。毎日じゃなく、週に3日程度でも

OKです。「何キロ歩く」と決めてやるとつらくなりますが、歩くだけなら、気が向いたときにやればいいのです。なお、歩くなら、午前中がオススメです。

大切なのは、まったく歩かない、という習慣をなくすこと。ふだん、あまり動かない生活をしている人は、「ちょっと歩いてみるか」と気軽な気持ちで外に出てみましょう。

外に出るだけで、気分はよくなります。日光を浴びると〝幸せ物質〟と呼ばれるセロトニン・ホルモンが増え、精神的にも落ち着きます。また、増えたセロトニンが、夜間にはメラトニンホルモンに転換され、これが良質な睡眠ももたらしてくれます。

さらに、体内ではビタミンDがつくられ、骨や血管を丈夫にしてくれるため、がんや高血圧、糖尿病の予防にもなります。

外に出て歩くことは、脳への刺激にもなります。意識しなくても、目や耳や鼻、肌にあたる風、体中の感覚器からさまざまな情報が入ってくることを、脳は喜びます。

興味深い調査・報告があります。「東京ガス健康開発センター」では、16年間、社員9000人を対象に、歩くことと健康に関する調査をしました。

「毎日1時間歩行している人」と「ほとんど歩いていない人」を比較した結果、歩いている人たちの「がんの死亡率」は、歩かない人のおよそ半分だったのです。

⑧ハードな運動を頻繁に行うと短命になる

現代の快適な生活は、私たちから運動の機会を奪ってしまったのかもしれません。

本来、人間は〝動物〟の仲間です。動く物と書いて動物。動くことが当たり前なのです。

運動と言うと「スポーツ」を連想しがちですが、なんだってかまいません。先ほどの歩行も運動ですし、雑巾がけでも、洗濯物を干すのでもいい。体を動かす機会を増やすことが、健康な体の維持につながることを、もう一度、心に刻んでおきましょう。

運動の効果には、大きく分けて、3つの効果があると私は考えています。

①病気を予防する
・細胞を活性させ、免疫力を高め、がんやさまざまな病気の予防
・脂肪を燃やし、肥満や高血圧、糖尿病などの生活習慣病の予防
・心肺機能を高め、血管の状態を良好にし、血流を改善する

②筋力や体の機能を維持する
・筋力や体力を維持
・健康で美しい体の維持
・体の動きを維持（ロコモティブシンドローム予防）

・筋肉や関節の痛みの軽減

③心の状態を整える

・動くことで、気分がよくなり、前向きになる
・ストレス軽減や、ストレスに強くなる
・認知症などの予防にも効果的

しかし、適度な運動はよいのですが、やりすぎれば逆効果になります。

また、若いうちはよいのですが、年齢と共に、ダメージを受けやすくなります。病気を抱える人、とくにがん患者さんは、運動は控えたほうがよいでしょう。

ハードな運動をすると、体は活性酸素だらけになり、たとえばがんの人なら、一気にがん細胞が大繁殖・大増殖してしまうからです。

若者なら酵素も多く、代謝も活発に行われるため、活性酸素の増加や、細胞のダメージに対して対処ができますが、その回復力も、年齢と共に落ちてきます。

目安としては、スポーツなら週2回、30分くらいの息が弾むていどの運動。

それよりも生活の中で、常に、できるだけ体を動かすことを心がけたいものです。

⑨日光に当たらないと病気になる

つい最近まで、紫外線は「皮膚がんの原因」「しみ・しわの元」と悪者扱いされてきましたが、これはとんでもない間違いでした。

肉食中心の人が日光に当たった結果、皮膚がんになる傾向が強まりますが、野菜やフルーツをたっぷりと摂っている人は、日光はむしろ、大いにプラスになるのです。

日光の効果が見直されたのは、ビタミンD3が体内に出現し、大きな抗酸化力を発揮することがわかってきたからです。

日光が皮膚に当たると、皮膚に存在するコレステロールがビタミンD3に転換し、これが腸管からカルシウムをきわめてよく吸収させます。このカルシウムは、外敵を駆除したり、血管を拡張したり、動脈硬化を治す一酸化窒素（NO）の原料になったりします。

ビタミンD3は全身に流れ、ほかの抗酸化物質と共同で活性酸素を退治します。その結果、梗塞や高血圧、インポテンツ、がんや難病の予防や改善に効果があると言われています。

日光によるビタミンD3活性は、次のがんに顕著な報告が多く出ています。

・大腸がん　・乳がん　・胃がん　・前立腺がん　・肺がん　・子宮がん

⑩食事は、食べる順番と食べる速度を意識する

食事の最初に、野菜を10分間食べた場合、血糖値の上昇がゆるやかになります。

いっぽう、糖質（炭水化物）を最初に食べると一気に血糖値が上がります。これを「グルコース・スパイク」と言いますが、これが血管の内皮を傷つけます。また、血糖値が急激に上がると、膵臓から一気にインスリンが出るため、膵臓にも大きな負担がかかります。

つまり、食事のときは、最初に野菜をゆっくり食べる。これだけで、膵臓をはじめとする内臓への負担が減り、糖尿病への予防効果もあるのです。

「間食」も間違った食べ方です。血糖値を上げることになるからです。

朝食を食べ、10時に間食、12時にお昼、午後3時におやつ、7時に夕食、深夜に夜食。これではカロリー過多の問題もありますが、常に血糖値が上がっており、活性酸素も大増殖した状態です。

これでは、がん細胞は大喜びし、膵臓や内臓は疲弊し、がんや糖尿病へ突き進んでしまうでしょう。どうしてもお腹が減るなら、フルーツや梅干しを食べましょう。

食事は「何を」「どう食べるか」。その両方の視点が大切です。

⑪「ゆでる」「焼く」「蒸す」…調理は健康で考える

同じ食材でも、調理法によって、健康の元になったり、病気の元になったりします。

私がオススメしているのは「生食」です。

野菜やフルーツは生で食べられますし、魚も生のお刺身で食べられます。

生の食材には酵素が含まれていますが、それが食材自身を消化してくれます。このため、胃や腸にかかる負担が少なく、消化酵素も節約できるのです。

「糖化」が体に有害であることは4章でお話ししましたが、「蒸す」という調理法なら、この点については安心です。ただし、温度が上がると48℃で酵素は失活してしまいます。

健康になるための調理法を考えるなら、「生」↓「蒸す」↓「ゆでる」↓「煮る」↓「焼く」↓「炒める」↓「揚げる」の順番で考えるとよいでしょう。

酵素はよりよく働き、糖化の害もより少ない、という観点からの考え方です。

焼いたり、揚げたりしたものはおいしいですよね。でも、その調理法では「糖化」がすすみ、がんや生活習慣病のリスクは高まります。また、発がん物質のアクリルアミドの発生しやすくなります。「おいしいものは体に悪い」と覚えておくとよいでしょう。

⑫お酒の飲みすぎは酵素を減らす

「酒は百薬の長」と言いますが、やはり飲みすぎれば、毒になります。

お酒が体内に入ると、肝臓は解毒に忙しくなります。このとき、アセトアルデヒドという物質が出るのですが、これがとんでもなく強い毒性をもっているのです。お酒を飲んだときに起こる頭痛や吐き気、二日酔いを引き起こす犯人は、この物質です。

そして、アセトアルデヒドを分解するのは、酵素です。飲む量が多かったり、強いお酒を飲んだりすれば、多量の酵素が消費されることになります。

つまり、代謝がおろそかになり、病気をつくったり、招いたりする原因になるのです。

ただし、お酒は人間関係の潤滑油にもなり、疲れた心を開放する窓口にもなります。飲みすぎないていどに、うまく付き合っていくのがよいでしょう。

よく言われていることですが、1日の目安（健康的な酒量）は次の通りです。

・ビール…大びん1本　・日本酒…1合　・焼酎…110ml

・ワイン…ボトル1／3　・ウイスキー…60ml（シングルなら2杯、Wなら1杯）

飲みすぎたら翌日は飲まないなど「帳尻合わせ」で考えることも大切です。

⑬酵素を上手に摂るなら低速ジューサーの野菜ジュースがオススメ

生の野菜やフルーツは、酵素の宝庫と言えます。

その素晴らしい素材をさらに生かす〝魔法〟の方法があります。

それは〝すりおろす〟こと。おろし金ですったり、ジューサーを使ったりします。すりおろすことで、細胞膜が破れ、酵素は細胞の外に出やすくなります。これによって、体内に吸収される酵素の量は、大幅に増えるのです。

また、食材が細かく砕かれ、半ば消化された状態になるため、消化・吸収力が高まり、消化酵素も節約できます。これが健康につながることは、言うまでもないでしょう。

さんまには大根おろしを添えますが、これは医学的にも理にかなっています。大根には消化酵素のアミラーゼをはじめ、100種類以上の酵素があり、ビタミンやミネラルも豊富だからです。すりおろすことで、その力を引き出すことができるのです。

ジュースはさまざまな野菜と組み合わせられます。栄養バランスが取れて、味も調節できるのが魅力です。ただ、高速では酸化するので、低速ジューサーを使う必要があります。できたら搾りかすも食べましょう。

⑭ファスティングをしてみる

18時の夕食後、翌朝の7時まで食べなければ、13時間のプチ断食になります。さらに、朝食を抜き、昼まで食べなければ、その時間は18時間に伸びます。このほうが体内的によいことは、もう、みなさんならご理解いただけているでしょう。

断食のことを「ファスティング」と言いますが、もう少し厳しい断食をして、汚れた腸を改善する方法もあります。

「腸内環境が悪化している、そのために体調がすぐれない」という自覚のある方は。ぜひ数日間の断食にトライしてみてください。

ただし、いきなりやるのは危険です。その方法については、私の著書『薬のいらない体は酵素がつくる』などでも紹介していますので、それを参考にしてみてください。

数年前、俳優の榎木孝明さんが30日間、水しか飲まない断食を敢行し、注目されました。『30日間食べることをやめてみました』（マキノ出版）という本も出ています。彼は便の量が増え、臭くなくなり、体調が良好になったと書いています。その効果はすごいのですが、私は水だけでは危険と思っており、フルーツ併用の半断食をオススメします。

⑮日々、笑うことを心がける

「笑う門には福来たる」という諺がありますね。これは本当のことで、さらに笑いによって健康も得られると、私は思っています。

英語にも「Laughter is the medicine」という諺があります。「笑いは薬だ」と。

医学的にも、笑いによって免疫が高まること、血糖値の上昇が抑えられることなどがわかっています。

アメリカのジャーナリストの体験を紹介しましょう。ノーマン・カズンズという人ですが、彼は強いストレスの影響からか、50歳のときに首から下がマヒするという病気になってしまいました。入院、薬漬け、点滴漬けという生活を余儀なくされますが、病状は一向に回復しません。そこで、思いきって病院を出て〝薬と点滴漬け〟の生活をやめることにしたのです。代わりにやったのが〝笑い漬け〟の生活でした。

ホテルの一室で、毎日、コメディ映画やお笑い番組を見つづけました。すると、8日後には手の指が動き、数か月後には、この難病が完治してしまったのです。

あなたの毎日にも、ぜひ、笑いを取り入れてみてください。

おわりに

「種」のことを知れば知るほど、不思議でなりません。
自然界のすべてのものには寿命があります。つまり、どんなものもいつかは死にます。
しかし、ただひとつ例外があります。それは「種」です。
あらゆるものの中で「種」だけが「不老不死」なのです。
私は世の中に不老不死なる物が存在するとは夢にも思いませんでした。

この「種」を浸水しますと芽が出ます。いわゆる発芽です。そうなると初めて不老不死でなくなり、食べられる状態になります（もちろんそれを調理しなくてはなりませんが）。「種」のまま、つまり不老不死の段階では調理しようがなにしようが毒にしかならないのです。玄米は「発芽させる」という行為以外、調理は困難なのです。
だから、人類は稲が出た最初期から脱穀し、搗いて白米にして食べてきたのでしょう。

このことは、リヒャルト・ワーグナーの楽劇「ニーベルンゲンの指輪」にそっくりです。

――神々の長《おさ》ヴォータンは、愛する娘ブリュンヒルデが自分に背いた罪を与えなくてはならない。神の一人である火の神ローゲによって周囲を火で囲い、その中にブリュンヒルデを永久に眠らせる罪を与える（そのとき時間は停止するのでブリュンヒルデはいつまで経っても20歳の若さのまま眠っている）。

この眠りを解除できるのは、火の神ローゲの火を蹴散らせる英雄のみという条件を作っておく。

その結果、ブリュンヒルデは永遠の眠りにつく。周りはローゲによる火炎が永遠に取りまいている。

何年か経ち、英雄ジークフリートが現れ、この火を蹴散らし、中で眠っているブリュンヒルデを永遠の眠りから目覚めさせる。

そしてこの二人は結ばれる――。

これがワーグナーの「指輪」の中のちょっとしたストーリーです。

どうですか？　種と発芽とこの楽劇はよく似ていると思われませんか？

種の中の胚乳はブリュンヒルデという美女（不老不死）。

ローゲと永遠に消えない火は、糠《ぬか》にある酵素阻害剤のＡＢＡ（アブシシン酸）。

英雄ジークフリートは浸水の力のもつ発芽力。
浸水されなければ種は永遠の眠りについているのです。

こんな芸当がこの世の中で可能になるなんて、と私は思います。

・種という不老不死をこの世に存在させたのは誰でしょうか？
・種をそのまま食べるとすぐに病気になるようにしたのは誰でしょう？
・浸水しなければ、永遠の眠りから覚めないなんていうとんでもないことを画策したのは誰でしょうか？
・糠のＡＢＡを搗くことをするとＡＢＡは解除され、そうなった白米を炊いて食べることができると教えたのは誰でしょうか？
・野生の動物なら種ごと食べてもなんともないようにつくったのは誰でしょうか？
・野生の動物の移動力↓排便のおかげで種は違う場所にばらまかれ、種の保存ができるとしたのは誰でしょうか？

この世はこう考えてくると不思議なことばかりです。

30年くらい以前に「サムシンググレート」という言葉が流行りました。私は「種」とその真実の食べ方を研究してきて、常に頭をよぎっていたのは、その言葉でした。

種は不老不死。

こんな存在を世に出せる者はそれこそ「サムシンググレート」しかいないのではないでしょうか?

私に玄米への〝気づき〟をもたらしてくれたのも、サムシンググレートなのかもしれません。


この世にはそんな「サムシンググレート」が存在する。

だとしたら、我々人間はいかにしてサムシンググレートの教えを掴み知って、それを世に伝えていくか、それが大切なのだと、つくずく思います。


今回の玄米の本は、そう言った中から掴み取ることができた一つと思えてなりません。

その意味でこの本を皆様が読み、この真実を知って日常の生活に役立てて頂ければ著者としては、無常の喜びであります。

２０１７年10月良き日

鶴見　隆史

正《ただ》しい玄米食《げんまいしょく》、危《あぶ》ない玄米食《げんまいしょく》

マクロビをしている人《ひと》はなぜ不健康《ふけんこう》そうに見《み》えるのか

著者／鶴見隆史《つるみたかふみ》

2017年11月3日　初版発行
2024年9月6日　4刷発行

発行者　磐﨑文彰
発行所　株式会社かざひの文庫
〒110-0002　東京都台東区上野桜木2-16-21
電話／FAX 03(6322)3231
e-mail:company@kazahinobunko.com
http://www.kazahinobunko.com

発売元　太陽出版
〒113-0033　東京都文京区本郷3-43-8-101
電話 03(3814)0471　FAX 03(3814)2366
e-mail:info@taiyoshuppan.net　http://www.taiyoshuppan.net

印刷・製本　シナノパブリッシングプレス
装　丁　緒方徹
イラスト　高杉尚子
協　力　BE-million

ISBN978-4-88469-913-0

参考文献

『Abscisic acid is an endogenous cytokine in human granulocytes with cyclic ADP-ribose as second messenger』
『食物養生大全』鶴見隆史著／評言社
『医師たちが認めた「玄米」のエビデンス』渡邊昌監修／キラジェンヌ
『「いつものパン」があなたを殺す』デイビッド・パールマター、クリスティン・ロバーグ著／三笠書房
『糖尿病　高血圧　肥満はこれで撃退！』鶴見隆史、小嶋良種著／悠光堂
『アレルギーの９割は腸で治る！』藤田拡一郎著／大和書房
『タネをまく縄文人』小畑弘己著／吉川弘文館
『驚異の生きた発芽玄米!!』茅原紘、三宅篁監修／小学館スクウェア
『自然食ニュース NO.310』（茅原紘）／自然食ニュース社
『自然食ニュース NO.413』（大海淳）／自然食ニュース社